Sania Karlupia

Efeito do SRP nos níveis de lípidos e da tiroide em indivíduos com periodontite

Sania Karlupia

Efeito do SRP nos níveis de lípidos e da tiroide em indivíduos com periodontite

ScienciaScripts

Imprint

Cover image: www.ingimage.com

This book is a translation from the original published under ISBN 978-3-659-67582-9.

Publisher:
Sciencia Scripts
is a trademark of
Dodo Books Indian Ocean Ltd. and OmniScriptum S.R.L publishing group

120 High Road, East Finchley, London, N2 9ED, United Kingdom
Str. Armeneasca 28/1, office 1, Chisinau MD-2012, Republic of Moldova, Europe
Printed at: see last page
ISBN: 978-620-7-70872-7

Índice

INTRODUÇÃO

A periodontite representa principalmente uma infeção oral anaeróbia gram-negativa que leva à inflamação gengival, destruição dos tecidos periodontais, perda de osso alveolar e eventual esfoliação dos dentes em casos graves.[1] Estudos recentes provaram que a doença periodontal pode produzir distúrbios na saúde sistémica, alterando a química do sangue com um aumento de mediadores inflamatórios, proteínas e lípidos no soro.[2,3]Os lipopolissacáridos e outras substâncias microbianas ganham acesso aos tecidos gengivais, iniciam e perpetuam a inflamação, resultando na produção de níveis elevados de citocinas pró-inflamatórias, que levam à destruição do ligamento periodontal e do osso alveolar.[3]

Foram várias as citocinas pró-inflamatórias implicadas na imunopatologia da periodontite; no entanto, algumas das evidências mais convincentes da destruição do periodonto envolvem a interleucina 1beta (IL-1b) e o fator de necrose tumoral alfa (TNF-a). Estas citocinas estão significativamente elevadas em locais do ligamento periodontal doentes que demonstram inflamação e durante períodos de destruição ativa dos tecidos.

Foi demonstrado que a periodontite está associada a um aumento dos níveis de lipoproteínas plasmáticas pró-aterogénicas. Vários estudos indicaram que os indivíduos com doença periodontal podem ter um risco mais elevado de doença cardiovascular.[3,4,5] Assim, pode especular-se que a doença periodontal, enquanto infeção crónica, pode estar relacionada com a doença cardiovascular através de mediadores relacionados com a infeção, hiperatividade dos glóbulos brancos e alteração do metabolismo lipídico que conduz à hiperlipidemia. As principais características deste metabolismo alterado são a hipertrigliceridemia e a oxidação lipídica.[5] Os factores que colocam os indivíduos em risco de periodontite podem também colocá-los em risco de doenças cardiovasculares, o que significa que a periodontite e as doenças cardiovasculares podem partilhar factores de risco comuns, como o tabagismo, a diabetes, factores comportamentais, o envelhecimento e o sexo masculino. Foi demonstrado que a periodontite está associada a níveis aumentados de lipoproteínas plasmáticas pró-aterogénicas.[6]

A hiperlipidemia é uma condição em que se verifica uma elevação dos níveis séricos de colesterol total (CT) e triglicéridos (TG) devido à alteração do metabolismo lipídico, com um aumento da lipogénese hepática e da lipólise nos adipócitos.[7] Os TG são o glicerol esterificado em cada um dos seus três grupos hidroxilo por um ácido gordo e são os lípidos mais abundantes, constituindo 85-90% dos lípidos corporais. O colesterol, um precursor da hormona esteroide e que se encontra em abundância nos tecidos animais, especialmente nos alimentos ricos em gorduras animais, circula no plasma complexado com proteínas de várias densidades e desempenha um papel importante na patogénese da formação de ateromas nas artérias. A lipoproteína de baixa densidade (LDL) é o composto que contém lípidos e proteínas e que transporta o colesterol para outros tecidos que não o fígado.[8] A lipoproteína de alta densidade (HDL) é o composto que contém lípidos e proteínas, que transportam o colesterol para o fígado para ser excretado na bílis.[9] Um possível papel pró-aterogénico da infeção crónica na doença periodontal ainda não foi estabelecido de forma conclusiva, mas foram identificados agentes patogénicos periodontais como, por exemplo, *Tannerella forsythens, Porphyromonas gingivalis* e *Prevotella intermedia*, em placas ateroscleróticas, bem como no endotélio coronário e aórtico.[10,11]

Existem também dados que sugerem um sinergismo entre factores inflamatórios e infecciosos no aumento do risco de doenças vasculares ateroscleróticas. No entanto, foi demonstrado que o tratamento da má saúde oral (doença periodontal) melhora a situação sistémica e hemostática dos doentes com doença coronária.[12] Assim, os doentes com doenças cardíacas tornam-se um grupo-alvo importante em que a saúde oral pode ter um efeito profundo na sua saúde geral.

A tiroide, uma glândula em forma de borboleta situada no pescoço, produz a hormona tiroxina. A tiroxina actua como regulador do nosso metabolismo. As doenças da tiroide fazem com que

A doença da tiroide é bastante difícil de diagnosticar e pode ter um efeito em cadeia em todo o corpo, desequilibrando os sistemas. As doenças da tiroide são bastante difíceis de diagnosticar e podem ter um efeito em cascata em todo o corpo, desequilibrando os sistemas. Alterações subtis na função da tiroide podem ter um impacto significativo na nossa saúde.[13] Foi demonstrado que a triiodotironina (T_3) e a tiroxina têm um papel fundamental no crescimento normal, no desenvolvimento, na maturação do esqueleto e na renovação óssea. Qualquer variação nos níveis de T_3 & T_4 está associada a hipotiroidismo ou

O hipertiroidismo tem mostrado consequências clínicas no crescimento e desenvolvimento ósseo, causando assim uma lenta renovação no hipotiroidismo, o que leva a um atraso no crescimento e na maturação. Em algum momento, o doente apresenta osteoporose e um risco elevado de fratura óssea. A reabsorção óssea alveolar é o parâmetro clínico mais importante utilizado para avaliar a gravidade da doença periodontal. Por conseguinte, a variação do nível sanguíneo de T_3 T_4 pode ser considerada como um fator modulador na periodontite crónica.[14]

As associações entre doenças periodontais e doenças sistémicas, especialmente as que causam distúrbios hormonais como a diabetes mellitus e a disfunção da tiroide, têm recebido grande atenção na literatura periodontal nas últimas décadas. Por outro lado, foi encontrada em muitos estudos uma associação entre a má higiene oral e a hiperlipidemia e hipercolesterolemia causadas por disfunção da tiroide.[14,15] Quando a tiroide abranda (hipotiroidismo), também abranda a capacidade do corpo para processar o colesterol, este atraso no processamento é em grande parte explicado por uma redução no número e na atividade do que é conhecido como receptores de lipoproteínas de baixa densidade (LDL). Quando o número de receptores diminui, as LDL acumulam-se na corrente sanguínea, aumentando os níveis de LDL e de colesterol total[15] . Devido a estes dados controversos e à tendência crescente dos níveis séricos de lípidos e da tiroide, que resultam em complicações consequentemente desconhecidas, este estudo foi realizado para determinar a relação entre a periodontite crónica e os níveis séricos de lípidos e o perfil da tiroide numa população indiana.

CAPÍTULO 1

Revisão da literatura

Já passou mais de um século desde que a ligação entre a boca e o resto do corpo apareceu pela primeira vez na literatura médica. A noção de sépsis oral, então designada por "Foco de infeção", foi amplamente debatida entre o dentista e o médico. Pensava-se que numerosas doenças de etiologia desconhecida estavam ligadas às infecções orais comuns, como a cárie dentária e a piorreia. A teoria da infeção focal caiu em descrédito quando se verificou que a extração não conseguia eliminar ou reduzir as doenças sistémicas às quais os dentes infectados estavam ligados.[16] No entanto, a literatura recente baseada em provas sugere novamente que a saúde oral é indicativa da saúde sistémica, apoiando a associação entre a doença periodontal e as condições sistémicas. Este facto levou à evolução de um novo ramo da periodontologia, nomeadamente a Periomedicina.[17] Foram descobertas associações significativas entre a doença periodontal e as doenças cardiovasculares, a diabetes mellitus, o baixo peso à nascença prematuro e a osteoporose, colmatando o fosso outrora grande entre a medicina e a medicina dentária.[18]

A natureza da associação entre a doença periodontal e as doenças sistémicas é considerada bidirecional. A doença periodontal pode ser iniciada ou deteriorada por determinadas doenças sistémicas, mas também pode iniciar ou deteriorar determinadas doenças sistémicas. Embora nem sempre exista uma associação de causa e efeito, muitos relatórios demonstraram que um aumento da gravidade da doença sistémica está associado a um aumento da gravidade da doença periodontal e vice-versa[19] . O aumento da prevalência e da gravidade da periodontite em algumas doenças sistémicas, por exemplo, na diabetes mellitus, pode refletir uma maior vulnerabilidade à infeção através da desregulação sistémica.[20] Além disso, a ligação entre a periodontite e a doença sistémica pode refletir epifenómenos ou a confusão de factores como a idade, o sexo, a genética, o estatuto socioeconómico e o tabagismo.

Finalmente, o aumento da prevalência e da gravidade da periodontite em algumas doenças sistémicas pode refletir a periodontite como um fator de risco para essas doenças. A periodontite representa uma carga inflamatória e infecciosa, tal como evidenciado pelo aumento dos níveis séricos de proteína C-reactiva (PCR). Como tal, a periodontite pode iniciar ou deteriorar doenças sistémicas ao causar um estado pró-inflamatório e pró-coagulatório.[21,22]

A incidência de doenças da tiroide está a aumentar predominantemente entre as mulheres. Até 5% da população feminina tem alterações na função da tiroide e até 6% pode ter nódulos da tiroide clinicamente detectáveis à palpação.[23] A glândula tiroide é um órgão em forma de borboleta localizado no pescoço, abaixo da cartilagem tiroide. A anatomia interna da glândula tiroide é constituída por folículos que contêm um coloide mucinoso onde se encontra a proteína tiroglobulina.[24] A tiroglobulina é o elemento de base das principais hormonas produzidas pela tiroide. Produz três hormonas, principalmente tiroxina (T4) e, em menor grau, triiodotironina (T3) e calcitonina (Little, 2006). O controlo principal da síntese e da secreção das hormonas tiroideias é feito através do eixo hipotálamo-hipófise. A hormona libertadora de tirotropina (TRH) é segregada pelo hipotálamo e actua sobre os tireotrofos da hipófise anterior para provocar a secreção da hormona estimulante da tiroide (TSH).[25] A TSH actua então sobre a glândula tiroide para estimular a síntese e a secreção das hormonas da tiroide. A função tiroideia, tal como muitos reguladores hormonais somáticos, é controlada por mecanismos de feedback, nos quais as hormonas tiroideias actuam como inibidores directos da TSH, regulando assim a sua própria produção.[26]

HISTÓRIA

As referências históricas ao que hoje conhecemos como glândula tiroide surgem logo na história da medicina. Na medicina ayurvédica, o livro Sushruta Samhita, escrito cerca de 1500 a.C., menciona a doença do bócio como "Galaganda" e o seu tratamento. Em 1600 a.C., os chineses utilizavam esponja queimada e algas marinhas para o tratamento do bócio (aumento da glândula tiroide). Celsus descreveu pela primeira vez um broncocele (um tumor do pescoço) em 15 d.C. Por esta altura, Plínio referiu-se a epidemias de bócio nos Alpes e mencionou também a utilização de algas queimadas no seu tratamento, à semelhança do que os chineses tinham feito 1600 anos antes. Em 150 d.C., Galeno, uma figura fundamental na transição da medicina antiga para a moderna, referiu-se à "spongia usta" (esponja queimada) para o tratamento do bócio. Há várias descobertas que evidenciam um grande interesse pelas doenças da tiroide logo na Escola Médica Medieval de Salerno (século XII).

Rogerius Salernitanus, o cirurgião salernitano e autor de "Post mundi fabricam", foi considerado na altura o texto cirúrgico por excelência em toda a Europa. No capítulo "De bocio" da sua obra magna, descreve várias curas farmacológicas e cirúrgicas, algumas das quais são atualmente reavaliadas como cientificamente eficazes. Foi só em 1475 que Wang Hei descreveu anatomicamente a glândula tiroide e recomendou que o tratamento do bócio fosse a secagem da tiroide. Paracelso, cerca de cinquenta anos mais tarde, atribuiu o bócio às impurezas minerais da água.

Nos tempos modernos, a tiroide foi identificada pela primeira vez em 1656 pelo anatomista Thomas Wharton (cujo nome é também eponimizado no ducto da glândula submandibular de Wharton). Em 1656, Thomas Wharton deu à glândula o nome de tiroide, que significa escudo, uma vez que a sua forma se assemelhava à dos escudos habitualmente utilizados na Grécia Antiga. Em 1909, o suíço Theodor Kocher ganhou o Prémio Nobel da Medicina "pelo seu trabalho sobre a fisiologia, a patologia e a cirurgia da glândula tiroide"[27]. As hormonas da tiroide são essenciais para a manutenção da saúde sistémica. Vários estudos sugeriram que um desequilíbrio nas hormonas da tiroide, quer seja hipotiroidismo ou hipertiroidismo, pode afetar o processo de cicatrização e alterar a taxa de cicatrização dos tecidos moles e do osso (Burch e Lebovitz, 1982).[28] **Hypothyroidism:**

O hipotiroidismo é uma doença sistémica em que a glândula tiroide está hipoactiva e a produção de hormonas da tiroide está diminuída, resultando num abrandamento metabólico. A causa pode ser tirodite crónica, iodo radioativo, cirurgia e agentes farmacológicos como o lítio e a amiodarona. Níveis insuficientes de hormonas da tiroide causam sintomas como aumento de peso, letargia, intolerância ao frio, pele seca e fria, inchaço da face e das pálpebras. A tensão arterial parece ser normal, mas o ritmo cardíaco é lento. O hipotiroidismo infantil, conhecido como cretinismo, é caracterizado por lábios grossos, macroglossia, má oclusão e atraso na erupção dos dentes. O espessamento dos lábios e a macroglossia devem-se a uma maior acumulação de mucopolissacáridos subcutâneos.

O hipotiroidismo afecta a cicatrização óssea, onde a redução do recrutamento, maturação e atividade das células ósseas leva à redução da reabsorção e formação óssea (Mosekilde *et al.*1990).[29]

Hipertiroidismo:

O hipertiroidismo é uma doença em que a produção de hormonas da tiroide está aumentada, levando a um excesso de T3 e T4 circulantes, podendo este excesso dever-se a muitas doenças e condições. A elevação dos níveis de hormonas da tiroide acelera significativamente o metabolismo do corpo, conduzindo a uma variedade de manifestações diferentes, incluindo sudação, perda de peso súbita, aumento rápido ou irregular do ritmo cardíaco.

batimento cardíaco, nervosismo ou irritabilidade.[30] Ocorre mais frequentemente no sexo feminino. As manifestações orais incluem uma maior suscetibilidade a cáries, doenças periodontais, aumento do tecido extraglandular da tiroide.

As hormonas da tiroide influenciam a remodelação óssea através da estimulação direta dos osteoblastos e dos osteoclastos. No hipertiroidismo, as fases de reabsorção e de formação são aceleradas e encurtadas na sua duração, levando a uma profundidade de reabsorção normal e a uma espessura reduzida da parede do ósteon, a unidade estrutural do osso, no final de cada ciclo. No hipotiroidismo, a profundidade de reabsorção é reduzida e a espessura completa da parede do osteon é aumentada. *(*Mosekilde *et al.)*[311]

Tiroidite:

A tiroidite é a inflamação da glândula tiroide que inclui um grupo de doenças como a tiroidite de Hashimoto, a tiroidite subaguda (tiroidite de Quervain), a tiroidite silenciosa, a tiroidite pós-parto, a tiroidite induzida por medicamentos, a tiroidite induzida por radiação e a tiroidite infecciosa aguda. A tiroidite de Hashimoto (HT) é a causa mais comum de hipotiroidismo primário em muitos países. Trata-se de uma doença autoimune causada por anticorpos anti-tiroideus. A HT progride lentamente durante um longo período de tempo, conduzindo a uma diminuição da produção de hormonas da tiroide.[32] O doente apresenta-se por vezes ao clínico com manifestações como pele áspera, discurso rouco, atraso na fase de relaxamento do reflexo tendinoso profundo.[33] Sharma *et al.* descreveram uma hiperostose proeminente na região anterior do maxilar de um doente com síndrome de Pendred, uma doença genética que conduz a perda auditiva bilateral congénita e bócio com hipotiroidismo ocasional. Especularam que a hiperostose estivesse relacionada ao hipotireoidismo, pois essa condição está tipicamente associada à menor reabsorção trabecular e ao aumento da espessura do osso cortical. Sugeriram que a apresentação oral se devia ao hipotiroidismo da doente.[34]

Foram também realizados diferentes estudos em animais para descobrir o efeito da hormona da tiroide. Feitosa *et al.* estudaram o impacto do desequilíbrio da hormona tiroideia na perda óssea alveolar utilizando um modelo de periodontite induzida por ligadura em ratos. Foram induzidos os estados de hipotiroidismo e hipertiroidismo. O hipotiroidismo foi induzido pelo bloqueio da síntese da hormona tiroideia através da administração de um fármaco antitiroideu (Propilracil). O hipertiroidismo foi induzido pela ingestão de L-tiroxina de sódio e triiodotironina de sódio. Os ratos foram distribuídos aleatoriamente por três grupos (saudável, hipotiroidismo e hipertiroidismo). O tratamento hormonal continuou durante quatro meses e foi confirmado com a avaliação dos níveis séricos totais de T3 e T4. As ligaduras foram colocadas e os animais sacrificados 30 dias depois, seguindo-se a análise histométrica.

Demonstrou-se um aumento estatisticamente significativo da perda óssea alveolar nos ratos com hipotiroidismo, em relação aos controlos. Os autores sugeriram que a progressão da doença periodontal em ratos pode não estar relacionada com o efeito do desequilíbrio hormonal na qualidade do osso alveolar.

Especularam ainda que a progressão da doença periodontal num estado de hipotiroidismo está mais relacionada com o efeito negativo do hipotiroidismo no sistema imunitário, levando a uma resposta imunogénica menos proficiente à infeção induzida pela periodontite experimental.[35]

O hipotiroidismo tem sido frequentemente atribuído a uma reação autoimune, mas pode ocorrer após a remoção do excesso de tecido da tiroide durante o tratamento. Em áreas de suficiência de iodo, as doenças auto-imunes e as causas iatrogénicas são as mais comuns. De acordo com as "UK Guidelines for the use of thyroid function tests" nas mulheres. A prevalência de hipotiroidismo ostensivo recentemente diagnosticado aumenta de 0,3% nas mulheres mais jovens para 2% nas mulheres com mais de 60 anos.[36,37,38] .

Diferentes investigações demonstram que estes estados da tiroide podem ser alterados por medicamentos como o cloreto de lítio e o orotato de potássio, que aumentam o efeito do tratamento periodontal em doentes com hipotiroidismo ou hipertiroidismo (Moskvina *et al.*[39] O hipotiroidismo deve ser incluído no diagnóstico diferencial de doentes que apresentem hemorragias repetidas, evidência laboratorial de doença de von Willebrand adquirida e sem história pessoal ou familiar de coagulopatia.[40] Um estudo realizado por *Soni et al.* relatou o caso de um homem de 42 anos com uma história de 5 anos de hemorragia gengival recorrente, a quem foi diagnosticada doença de von Willebrand adquirida e hipotiroidismo associado. O hipotiroidismo foi tratado com levotiroxina, que inicialmente corrigiu o problema de hemorragia. No entanto, a hemorragia voltou a ocorrer depois de o doente ter deixado de cumprir a suplementação de levotiroxina.[41]

A disfunção da glândula tiroide pode afetar o metabolismo e a absorção de minerais[42] , levando a um desequilíbrio na distribuição dos minerais do corpo A maioria das pessoas sabe que a ingestão de cálcio é uma forma barata e fácil de se proteger contra a perda óssea[43] , mas essa suplementação pode ser complicada nas pessoas que estão a ser tratadas para uma tiroide hipoactiva.[44] Os investigadores referem que o cálcio pode interferir com a absorção da terapêutica mais utilizada para esta doença e alertam para o facto de os dois não deverem ser tomados em conjunto.[45] Mosekilde *et al.* também afirmaram que, com o aumento da ingestão de cálcio na dieta, os doentes com hipertiroidismo demonstraram uma absorção reduzida e um aumento da perda de cálcio fecal e dérmico, o que conduzirá a um equilíbrio negativo de cálcio. A redução do stress, o conhecimento dos efeitos secundários ou das interacções medicamentosas e a vigilância do aparecimento de sinais ou sintomas de toxicidade hormonal são algumas das responsabilidades do profissional de saúde oral.

Os osteoblastos desempenham, de facto, um papel importante na mediação entre a hormona tiroideia e os osteoclastos, o que significa que os osteoblastos actuam como mediadores entre a hormona tiroideia e os osteoclastos[46] Sem T_3 suficiente, a remodelação óssea normal é perturbada e a reabsorção óssea ocorre a um ritmo mais rápido do que a formação óssea. Isto resulta numa diminuição da densidade óssea e na osteoporose. Um estudo realizado por Molloy *et al.* para examinar qualquer associação entre as condições médicas sistémicas e a percentagem de perda óssea, encontrou estatisticamente uma relação significativa entre a perda óssea alveolar e os distúrbios da tiroide. Os doentes com problemas de tiroide apresentavam uma perda óssea alveolar ligeira (até 25%) desde a crista óssea até à junção cemento-esmalte[47] .

Os profissionais de medicina dentária têm a responsabilidade de estar conscientes das diferentes dimensões da doença e do tratamento que pode afetar um paciente cuja história clínica reflicta problemas de tiroide.

Muitos sinais e sintomas de doenças da tiroide são observáveis durante o exame do complexo orofacial. Além disso, a atividade insuficiente ou excessiva da glândula tiroide pode causar eventos cardíacos potencialmente fatais. Por conseguinte, o dentista deve ter conhecimentos sobre a fisiopatologia da tiroide e o tratamento das doenças da tiroide. Pode ser necessário modificar o tratamento dentário dos pacientes dentários sob tratamento médico e acompanhamento de uma doença da tiroide. Se surgir uma suspeita de doença da tiroide num doente não diagnosticado, todos os tratamentos dentários electivos devem ser adiados até ser realizada uma avaliação médica completa.[48] Um doente bem controlado do ponto de vista médico não terá contra-indicações para receber tratamento dentário. Ao tratar doentes com hipertiroidismo, os dentistas devem estar familiarizados com as manifestações orais da tirotoxicose, tais como aumento da suscetibilidade à cárie, doença periodontal, aumento do tecido tiroideu extraglandular, osteoporose maxilar ou mandibular, erupção dentária acelerada e síndrome da boca ardente (Greenspan e Greenspan).[49,50]

As condições médicas associadas ao hipotiroidismo incluem hipercolesterolemia, hiponatremia e anemia. O hipotiroidismo ligeiro ou subclínico refere-se a elevações da TSH em associação com níveis normais de FT4 (tiroxina livre). [51]O hipotiroidismo subclínico tem sido associado a níveis elevados de colesterol, fibrilhação auricular e osteoporose nas mulheres. Recentemente, o hipotiroidismo subclínico foi considerado um fator de risco importante para a doença coronária nas mulheres.[52] Os achados cardíacos específicos são bradicardia sinusal, derrame pericárdico, insuficiência cardíaca e ateromas coronários.[53]

Os valores laboratoriais anormais associados ao hipotiroidismo incluem o aumento das lipoproteínas de baixa densidade, ou LDL; do colesterol sérico; da creatina; da aspartato aminotransferase; da desidrogenase láctica sérica; e da anemia perniciosa. Os níveis de TSH estão elevados no hipotiroidismo primário, diminuídos no hipotiroidismo secundário e elevados no hipotiroidismo subclínico. Níveis de TSH superiores a 2 UI/mL são indicativos de hipotiroidismo[54] . O FT4 está diminuído, mas pode ser normal em estados subclínicos. Curiosamente, foram encontrados anticorpos antiparietais gástricos em algumas pessoas, o que explica a acloridria observada nestes doentes com hipotiroidismo.

Os doentes que sofrem de doenças da tiroide representam um desafio de tratamento para os dentistas. O conhecimento da doença e da fase atual do tratamento é importante para compreender as possíveis modificações necessárias para o tratamento dentário. A duração e o estado atual da terapêutica são importantes para compreender o controlo metabólico dos doentes. As principais complicações dos doentes com hipertiroidismo e hipotiroidismo estão associadas à comorbilidade cardíaca. É necessário consultar o médico de família ou um endocrinologista se for observado qualquer sinal ou sintoma de doença da tiroide ao exame.[55]

A doença periodontal pode levar a uma perturbação da saúde sistémica, alterando a química do sangue com um aumento dos mediadores inflamatórios, das proteínas e dos níveis de lípidos séricos. A revisão dos estudos sugere o efeito da doença periodontal na saúde sistémica, em particular nos níveis de lípidos séricos, e os possíveis efeitos da terapia periodontal nos parâmetros que estimam o nível de lípidos séricos.

As doenças da tiroide têm um forte impacto negativo na saúde cardiovascular.

A **America Heart Association** publicou um estudo que examinou os efeitos da hormona tiroideia no coração, incluindo o fluxo sanguíneo, a regulação da pressão arterial, a hipertensão pulmonar, o metabolismo lipídico, os batimentos cardíacos irregulares e a insuficiência cardíaca. Os investigadores concluíram que "os sinais e sintomas cardiovasculares da doença da tiroide são alguns dos achados mais profundos e clinicamente relevantes que acompanham tanto o hipertiroidismo como o hipotiroidismo".[56] Existem semelhanças significativas entre o fenótipo do hipotiroidismo e o fenótipo da insuficiência cardíaca. As alterações cardiovasculares que ocorrem em ambos incluem a diminuição da contratilidade cardíaca e do débito cardíaco, bem como um perfil de expressão genética alterado. Estas alterações são o resultado líquido da diminuição dos níveis séricos de T3 nos mecanismos genómicos e não genómicos do coração e da vasculatura no contexto da insuficiência cardíaca congestiva.[57,58]

A redução do T3 sérico é um forte preditor de mortalidade cardiovascular e por todas as causas e, de facto, é um preditor mais forte do que a idade, a fração de ejeção do ventrículo esquerdo ou a dislipidemia.[59] Foi sugerido que a terapêutica fisiológica com T3 poderia melhorar a função cardíaca nesta situação clínica. Há muito que se reconhece que alguns dos sinais e sintomas mais característicos e comuns da doença da tiroide são os que resultam dos efeitos da hormona da tiroide no coração e no sistema cardiovascular.[60] Tanto o hipertiroidismo como o hipotiroidismo produzem alterações na contratilidade cardíaca, no consumo de oxigénio pelo miocárdio, no débito cardíaco, na pressão arterial e na resistência vascular sistémica (RVS) [,61,62] Embora seja bem conhecido que o hipertiroidismo pode produzir fibrilhação auricular, é menos reconhecido que o hipotiroidismo pode predispor a disritmias ventriculares. Em quase todos os casos, estas alterações cardiovasculares são reversíveis quando o distúrbio da tiroide subjacente é reconhecido e tratado.[63]

Os efeitos da hormona tiroideia no coração e na vasculatura periférica incluem a diminuição da RVS e o aumento da frequência cardíaca em repouso, da contratilidade do ventrículo esquerdo e do volume sanguíneo.[64]

A hormona tiroideia provoca uma diminuição da resistência nas arteríolas periféricas através de um efeito direto no VSM e uma diminuição da pressão arterial média, que, quando detectada nos rins, ativa o sistema renina-angiotensina-aldosterona e aumenta a absorção renal de sódio, o que também aumenta a síntese de eritropoietina, o que leva a um aumento da massa de glóbulos vermelhos. Estas alterações combinam-se para promover um aumento do volume sanguíneo e da pré-carga. No hipertiroidismo, estes efeitos combinados aumentam o débito cardíaco em 50% a 300% em relação aos indivíduos normais. No hipotiroidismo, os efeitos cardiovasculares são diametralmente opostos e o débito cardíaco pode diminuir 30% a 50%.[48] É importante reconhecer, contudo, que o restabelecimento da hemodinâmica cardiovascular normal pode ocorrer sem um aumento significativo da frequência cardíaca em repouso no tratamento do hipotiroidismo.[65] Na célula VSM, os efeitos mediados pela hormona tiroideia são o resultado de acções genómicas e não genómicas. As acções não genómicas têm como alvo os canais iónicos da membrana e a óxido nítrico sintase endotelial, que serve para diminuir a RVS.[66] O relaxamento da VSM leva a uma diminuição da resistência e da pressão arteriais, aumentando assim o débito cardíaco. O aumento da produção de óxido nítrico endotelial pode resultar, em parte, dos efeitos da TR mediados pelo T3 na via da proteína quinase akt, quer através de acções não

mecanismos genómicos ou genómicos.[67,68] O óxido nítrico sintetizado nas células endoteliais actua então de forma parácrina nas células VSM adjacentes para facilitar o relaxamento vascular.

No hipotiroidismo, a complacência arterial é reduzida, o que leva a um aumento da RVS.[69] A vasodilatação dependente do endotélio prejudicada como resultado de uma redução na disponibilidade de óxido nítrico também foi demonstrada no hipotiroidismo subclínico. No hipertiroidismo, a VSR diminui e o volume sanguíneo e a perfusão nos tecidos periféricos aumentam. A observação de que o hipertiroidismo está associado a um aumento da vascularização sugere que o T3 pode aumentar a densidade capilar através do aumento da angiogénese.[70]

Em contrapartida, o hipotiroidismo é frequentemente acompanhado por um aumento da pressão arterial diastólica. Como o débito cardíaco é baixo, a pressão de pulso é reduzida. O aumento da pressão diastólica ocorre com níveis baixos de renina sérica[71] e é uma forma de hipertensão sensível ao sódio.[72] Os peptídeos natriuréticos (ou seja, o peptídeo natriurético atrial e o peptídeo natriurético tipo B [ou cerebral]) são ambos secretados pelos miócitos cardíacos[73] . Os peptídeos natriuréticos regulam o equilíbrio de sal e água e desempenham um papel na regulação da pressão arterial. O péptido natriurético atrial e o péptido natriurético do tipo B (ou cerebral) são pequenos péptidos com 28 e 32 resíduos de aminoácidos, respetivamente. A expressão dos genes da pró-hormona para cada péptido natriurético é regulada pela hormona da tiroide e é alterada com mudanças na pressão arterial e estados de doença que afectam a função cardíaca.

A atividade do pacemaker cardíaco reside em miócitos especializados que geram um potencial de ação sem um sinal de entrada. A hormona tiroideia afecta a duração do potencial de ação e as correntes de repolarização nos miócitos cardíacos através de mecanismos genómicos e não genómicos.[74] No coração, o pacemaker fisiológico é o nódulo sinoatrial.[75] Os genes relacionados com o pacemaker, os canais 2 e 2 activados por nucleótidos cíclicos e activados por hiperpolarização, são transcriptamente regulada pela hormona tiroideia.[76] A estimulação dos receptores adrenérgicos provoca um aumento do segundo mensageiro intracelular, o AMPc, que por sua vez acelera a despolarização diastólica e aumenta a frequência cardíaca.

Efeitos da hormona tiroideia no metabolismo lipídico

É bem sabido que os doentes com hipotiroidismo apresentam níveis elevados de lípidos no soro. O hipotiroidismo manifesto é caracterizado por hipercolesterolemia e um aumento acentuado das lipoproteínas de baixa densidade (LDL) e da apolipoproteína B, enquanto a prevalência de hipotiroidismo manifesto em doentes com hipercolesterolemia é estimada em 1,3% a 2,8%, 90% dos doentes com hipotiroidismo tinham hipercolesterolemia[77,78] . As alterações do perfil lipídico também são evidentes no hipotiroidismo subclínico. Especificamente, alguns estudos demonstraram que o LDL está aumentado no hipotiroidismo subclínico e é reversível com a substituição da hormona tiroideia, enquanto outros estudos demonstraram um aumento do colesterol total no hipotiroidismo subclínico, sem alterações no LDL. Os mecanismos relatados para o desenvolvimento da hipercolesterolemia no hipotiroidismo incluem a diminuição da depuração fraccionada do LDL por um número reduzido de receptores de LDL no fígado, para além da diminuição da atividade dos receptores[79] . O catabolismo do colesterol na bílis é mediado pela enzima colesterol 7-hidroxilase. Esta enzima específica do fígado é regulada negativamente pelo T3 e pode contribuir para a diminuição do catabolismo e o aumento dos níveis de colesterol sérico associados.

No hipotiroidismo, a presença de níveis elevados de lípidos no soro, tanto no hipotiroidismo subclínico como na doença manifesta, está potencialmente associada a um aumento do risco cardiovascular. O tratamento com substituição da hormona tiroideia para restabelecer o eutiroidismo inverte a relação de risco.

Se não for tratada, a dislipidemia, juntamente com a hipertensão diastólica associada ao hipotiroidismo, pode predispor ainda mais o doente para a aterosclerose.[80]

O colesterol é uma gordura solúvel (lípido) presente na membrana celular e é um precursor dos ácidos biliares e das hormonas esteróides. O colesterol viaja no sangue em partículas distintas que contêm lípidos e proteínas (lipoproteínas). Existem três grandes classes de lipoproteínas no soro, nomeadamente as LDL (lipoproteínas de baixa densidade), as HDL (lipoproteínas de alta densidade) e as VLDL (lipoproteínas de muito baixa densidade). Durante a digestão, os triglicéridos são hidrolisados para formar monoglicéridos e ácidos gordos que são subsequentemente absorvidos no epitélio intestinal e depois ressintetizados em triglicéridos.

As várias causas de triglicéridos elevados incluem o excesso de peso e a obesidade, a inatividade física, o tabagismo, o consumo excessivo de álcool, uma dieta rica em hidratos de carbono, outras doenças (diabetes de tipo 2, insuficiência renal crónica, síndromes nefríticas), certos medicamentos (inibidores da protease para o VIH, corticosteróides, estrogénios) e factores genéticos. O desenvolvimento de hipertrigliceridemia em ratos com a administração de endotoxinas em doses baixas foi sugerido por muitos investigadores, o que é comparável ao dos microrganismos e produtos, em particular do LPS, observado na doença periodontal[81,82] .

A doença periodontal pode produzir numerosas alterações na saúde sistémica, alterando a química do sangue com mediadores inflamatórios, proteínas e lípidos elevados no soro.[83,84,85]

As alterações no metabolismo lipídico dependem da concentração plasmática das citocinas e das hormonas induzidas pelas infecções periodontais, tanto a nível local como sistémico (Alvarez et al., Prabhu et al.[86,87] Isto pode manifestar-se como dislipidemia. Refere-se a perturbações no metabolismo das lipoproteínas que conduzem a uma sobreprodução ou subprodução de lipoproteínas. A sobreprodução é considerada hiperlipidemia, caracterizada por um nível elevado de LDL, triglicéridos e colesterol e uma diminuição do colesterol HDL no sangue (Jacobson et al.)[88] , enquanto a hipolipidemia é uma diminuição das lipoproteínas plasmáticas causada por factores primários (genéticos) ou secundários (adquiridos). É geralmente assintomática e aparece no rastreio dos lípidos.

Em 1991, o Instituto Nacional do Coração, do Sangue e dos Pulmões, no âmbito do Programa Nacional de Educação sobre o Colesterol (NCEP), propôs um critério de diagnóstico para a hiperlipidemia através de um teste de perfil lipídico com valores específicos de colesterol total, HDL, LDL, triglicéridos, considerados como desejáveis, limítrofes e indesejáveis. Este critério foi adotado como base para a definição de políticas e orientações de prevenção e tratamento por muitas organizações, incluindo a Academia Americana de Pediatria (AAP), a Associação Americana do Coração e a Associação Médica Americana.[89,90,91,92]

Critérios NCEP para o diagnóstico deHiperlipidemia

CHOLESTROL	DESIRABLE (mg/dl)	BORDERLINE (mg/dl)	UNDESIRABLE (mg/dl)
TOTAL	<200	200-239	>240
HDL	>60	40-59	<40
TRIGLYCERIDES	<150	150-199	>200
LDL	<110	110-129	>130

Um perfil lipídico refere-se à concentração de LDL, HDL, triglicéridos e colesterol total no sangue. O LDL é responsável por doenças como a aterosclerose, enquanto o HDL tende a transportar o colesterol para fora dos tecidos, pelo que o LDL e o HDL são considerados colesterol mau e bom, respetivamente. Os níveis de triglicéridos e de colesterol total referem-se ao estado lipídico e a perturbações metabólicas.

As alterações das concentrações destes marcadores foram igualmente associadas a infecções agudas e crónicas e, a este respeito, as infecções bacterianas foram implicadas como um possível fator de risco na etiologia das doenças cardiovasculares, do acidente vascular cerebral isquémico (Wright, 2008) e das doenças coronárias (Losche, Leinonen e Saikku).[93,94]

Foram demonstradas concentrações plasmáticas significativamente mais elevadas de colesterol total e triglicéridos LDL nos indivíduos com doenças periodontais do que nos indivíduos sem doença periodontal (Cutler *et al.*, losche et al.,).[95,96] Mais uma vez, foi relatada uma redução dos níveis de lípidos séricos com a resolução da inflamação periodontal após a terapia periodontal.[97,98]

No entanto, kamil *et al.*, 2011 não relataram qualquer efeito da terapia periodontal nos parâmetros lipídicos séricos em indivíduos com periodontite.[99]

As alterações aterogénicas relacionadas com a periodontite também têm sido associadas ao metabolismo das lipoproteínas. A hiperlipidemia é um estado com um perfil lipídico anormal, que se caracteriza por concentrações sanguíneas elevadas de triglicéridos, níveis elevados de colesterol total e de lipoproteínas de baixa densidade (LDL) e níveis diminuídos de lipoproteínas de alta densidade (HDL). Foi sugerido que a hiperlipidemia poderia estar associada à periodontite. Existem factores de risco comuns à doença periodontal e às doenças cardiovasculares. Entre estes factores, os lípidos séricos podem ser os mais importantes. Os níveis reduzidos de colesterol de lipoproteínas de alta densidade são factores de risco bem conhecidos para as doenças cardiovasculares e o acidente vascular cerebral isquémico.

Uma infeção como a periodontite pode criar uma resposta imunitária inflamatória, colocando assim um indivíduo aparentemente saudável num risco acrescido de doença cardiovascular. A doença periodontal pode ser tratada e, assim, o risco de desenvolver doenças cardiovasculares pode ser reduzido.

De acordo com Sandi RM, Pol KG, Basavaraj P, Khuller N, os indivíduos com periodontite crónica apresentaram um aumento dos níveis séricos de colesterol e de LDL. Isto pode sugerir que estes indivíduos estão potencialmente em risco de contrair doenças cardiovasculares.[100]

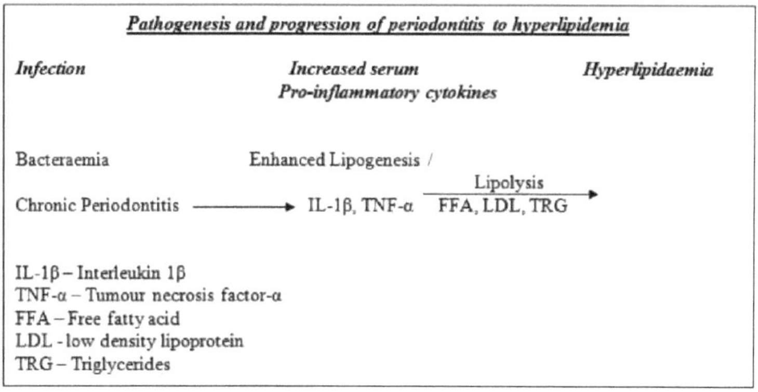

Pathogenesis and progression of periodontitis to hyperlipidemia

Infection	*Increased serum Pro-inflammatory cytokines*	*Hyperlipidaemia*
Bacteraemia	Enhanced Lipogenesis / Lipolysis	
Chronic Periodontitis →	IL-1β, TNF-α	FFA, LDL, TRG →

IL-1β – Interleukin 1β
TNF-α – Tumour necrosis factor-α
FFA – Free fatty acid
LDL - low density lipoprotein
TRG – Triglycerides

As doenças periodontais são um grupo de doenças inflamatórias em que os microrganismos Gram-negativos e os seus produtos são os principais agentes etiológicos.[101] Estes microrganismos, particularmente *a Porphyromonas gingivalis (P. gingivalis),* produzem endotoxinas sob a forma de lipopolissacáridos (LPS) que são fundamentais para gerar uma resposta imunitária destrutiva dos tecidos mediada pelo hospedeiro.[102] Estudos recentes indicam que a doença periodontal pode ter efeitos profundos

na saúde sistémica. Indivíduos com doença periodontal podem ter um maior risco de doença cardiovascular quando comparados com indivíduos com um periodonto saudável.[103] Katz *et al.* confirmaram uma relação positiva entre bolsas periodontais profundas e níveis elevados de colesterol total e LDL, utilizando o índice Community Periodontal Index ofTreatment Needs (CPITN).

A plausibilidade biológica de uma ligação entre a infeção periodontal e a doença sistémica é que a infeção periodontal causa bacteriemia e endotoxemia e promove respostas inflamatórias e imunitárias sistémicas que podem ter um papel na doença sistémica. Os agentes patogénicos periodontais expressam factores de virulência específicos que podem afetar os eventos aterogénicos. Finalmente, os agentes patogénicos periodontais também foram isolados de tecidos não orais, como as placas ateromatosas.[104]

A. **Potenciais mecanismos na associação entre doença periodontal e hiperlipidemia**

1. Infeção e hiperlipidemia

Anteriormente, pensava-se que as alterações dos lípidos séricos estavam relacionadas com as condições patológicas subjacentes e não com o processo infecioso. No entanto, estudos recentes demonstraram que o metabolismo lipídico pode ser alterado por infecções crónicas locais e sistémicas agudas que estão envolvidas nas concentrações plasmáticas de citocinas e hormonas não reguladas. As principais características deste estado catabólico são a oxidação lipídica e a elevação dos ácidos gordos livres, dos triglicéridos e do colesterol das lipoproteínas de baixa densidade (LDL).[105,106] Estudos realizados em seres humanos e em animais demonstraram que uma série de citocinas, como o fator de necrose tumoral alfa (TNF-a) e a interleucina-1 beta (IL-10), são produzidas em resposta à exposição sistémica a LPS de Gram-negativos. Pensa-se que estas citocinas exercem efeitos no metabolismo lipídico influenciando a produção de outras citocinas, alterando a hemodinâmica/utilização de aminoácidos de vários tecidos envolvidos no metabolismo lipídico,[107,108] ou modificando o eixo hipotálamo-hipófise-adrenal, aumentando as concentrações plasmáticas da hormona adrenocorticotrópica, cortisol, adrenalina, noradrenalina e glucagon.[109,110]Assim, através da ação do TNF-a e da IL-10, a exposição a microrganismos/endotoxinas resulta em níveis elevados de ácidos gordos livres, LDL e triglicéridos. Pensa-se que estas elevações dos lípidos séricos resultam de uma maior lipogénese hepática,[111 ,112] aumento da lipólise do tecido adiposo/fluxo sanguíneo, aumento da síntese ou redução da depuração de triglicéridos e redução da depuração de LDL devido a reduções da atividade da lipase lipoproteica.[113,114] Assim, qualquer condição que produza elevações no TNF-a e na IL-10 séricos tem potencial para causar hiperlipidemia. Os lípidos podem interagir diretamente com a membrana celular dos macrófagos, interferindo com os receptores e os sistemas enzimáticos ligados à membrana, alterando a expressão genética dos macrófagos para citocinas pró-inflamatórias, como o TNF-a e a IL-10, e para factores de crescimento polipeptídicos essenciais, como o fator de crescimento derivado das plaquetas (PDGF), o fator de crescimento transformador beta 1 (TGF-01) e o fator de crescimento básico dos fibroblastos (bFGF).[115,116] Além disso, os lípidos séricos, quer induzidos pela diabetes, quer pela dieta, aumentam a produção de leucócitos polimorfonucleares (PMN) de citocinas pró-inflamatórias e inibem a produção de macrófagos de factores de crescimento polipeptídicos essenciais, prejudicando o processo de cicatrização de feridas. Além disso, a hiperlipidemia pode ser mais importante do que a hiperglicemia relativamente ao fenótipo monossítico hiper-responsivo[117,118,119] e ao desenvolvimento de muitas complicações diabéticas.[120,121,122]

2. Interacções entre lipopolissacáridos bacterianos e lipoproteínas séricas.

a. Infecções bacterianas, níveis de lipoproteínas e metabolismo das lipoproteínas

As anomalias lipídicas induzidas pela infeção mais frequentemente observadas no homem e em animais experimentais são o aumento dos níveis de triglicéridos e de lipoproteínas de muito baixa densidade (VLDL)[123] e a diminuição dos níveis de colesterol das lipoproteínas de alta densidade (HDL).[124]Cabana et al verificaram que, em roedores e coelhos, a administração de LPS conduz frequentemente a hipercolesterolemia.[125] Os níveis de atividade da lipase hepática e da lipoproteína diminuíram durante as infecções agudas.[126,127]

b. Anomalias nos níveis de lípidos e lipoproteínas: efeitos mediados por citocinas

O fator de necrose tumoral (TNF) induz um aumento rápido dos níveis séricos de triglicéridos, VLDL e colesterol. Embora o mecanismo pelo qual o TNF aumenta os níveis de colesterol sérico seja desconhecido, o aumento da síntese hepática de colesterol pode dever-se a um aumento da atividade da 3-hidroxi-3-metil glutaril coenzima A (HMG-CoA) redutase.

c. Interacções LPS-LDL: efeitos no metabolismo das lipoproteínas

Baixas concentrações de LPS inibem a expressão da atividade dos receptores scavenger em macrófagos derivados de monócitos humanos, mas não têm efeito na atividade dos receptores LDL. [128]Além disso, quando o LPS é complexado com LDL, o efeito inibitório do LPS na atividade do recetor scavenger é acentuadamente aumentado.[129] Para além de afetar os receptores scavenger e LDL, o LPS afecta o metabolismo do LDL, impedindo a sua hidrólise. Além disso, o LPS liga-se às lipoproteínas em proporção direta ao seu teor de colesterol e o complexo LDL-LPS, uma vez absorvido pelos macrófagos, não é degradado.

d. LPS, libertação de citocinas e modificação do LDL

Embora tenha sido demonstrado que o LPS causa danos endoteliais generalizados, no estado hipercolesterolémico estes danos parecem ser mais graves e persistentes.[130] Nam et al descobriram que, em animais mantidos com dietas ricas em colesterol durante toda a experiência, as lesões arterioscleróticas podem não ser detectáveis até 3 meses após a administração de uma única

pequena dose de LPS, mesmo assim, o LPS causa o dano endotelial inicial, e a hipercolesterolemia pode interromper o processo normal de reparação.[131]

Outro mecanismo possível pelo qual o LPS contribui para o desenvolvimento da aterosclerose é a modificação oxidativa do LDL induzida durante a ativação dos macrófagos. Vários possíveis papéis patogénicos com grande importância no desenvolvimento da aterosclerose podem ser atribuídos à LDL oxidada (ox-LDL). Em primeiro lugar, as LDL oxidadas são captadas pelos receptores scavenger dos macrófagos[132] , levando à transformação dos macrófagos em células espumosas, a caraterística principal do processo aterosclerótico. Em segundo lugar, o ox-LDL é citotóxico para as células endoteliais e é um quimioatractor potente para os monócitos humanos em circulação.[133]

3. Proteínas inflamatórias associadas às lipoproteínas: mediadores da doença cardiovascular

As lipoproteínas plasmáticas estão largamente envolvidas no transporte de proteínas reactivas de fase aguda, tais como a proteína C-reactiva (PCR), a amiloide sérica, que aumenta grandemente a A e a fosfolipase A secretora.$_2$ aumenta o risco de aterosclerose.[134,135] As reacções de fase aguda, associadas a lesões, inflamação ou sépsis, afectam marcadamente a concentração e a composição dos lípidos e das lipoproteínas plasmáticas. A produção hepática de triglicéridos e a formação de LDL estão aumentadas, mas não resultam necessariamente em níveis elevados de triglicéridos no plasma. Em contrapartida, todas as condições reduzem o colesterol plasmático, diminuindo o seu conteúdo nas lipoproteínas de baixa e alta densidade. Além disso, observam-se alterações substanciais na composição proteica e lipídica das lipoproteínas, que podem redefinir a função destas partículas, mas também aumentar as suas propriedades aterogénicas e inflamatórias.[136]

4. Efeitos moduladores dos lípidos alimentares nas funções do sistema imunitário

A resposta imunitária dos seres humanos e dos animais pode ser influenciada por vários nutrientes essenciais, que modificam as funções do sistema imunitário. Os lípidos da dieta ou ácidos gordos livres podem modular o sistema imunitário através de um grande número de mecanismos que incluem a redução da proliferação de linfócitos, a redução da síntese de citocinas, o aumento da atividade fagocitária, a modificação da atividade das células natural killer (NK), etc. Esta modulação pode estar associada a alterações na membrana celular devido à manipulação dos ácidos gordos da dieta. Os ácidos gordos podem ser incorporados na membrana plasmática após a administração de lípidos da dieta, de modo que a composição dos lípidos nesta estrutura celular reflicta a composição dos lípidos da dieta.[137] Devido a esta incorporação, os perfis de fosfolípidos associados à membrana plasmática dos linfócitos, monócitos/macrófagos ou células polimorfonucleares podem ser alterados pelos lípidos da dieta.[138,139]As dietas que incluem ácidos gordos poli-insaturados, como os ácidos eicosapentaenóico ou docosahexaenóico, suprimem a resposta mitogénica dos linfócitos em maior grau do que as dietas ricas em ácidos gordos saturados.[140] Os ácidos gordos podem regular a produção de citocinas e, de facto, a modulação das citocinas pelos ácidos gordos parece ser responsável pela redução da proliferação de linfócitos, tanto em animais como em seres humanos. Citocinas como a IL-1 e o TNF são importantes mediadores da inflamação e foi demonstrado que os ácidos gordos da dieta são substâncias capazes de reduzir a resposta pró-inflamatória induzida pela IL-1 e pelo TNF.[141,142,143] Os mecanismos envolvidos na modificação da síntese de citocinas ainda não são claros, mas uma possível explicação pode ser encontrada na regulação a nível transcricional, ou seja, na redução da produção de ARNm das citocinas pelos ácidos gordos polinsaturados.[144]

Os ácidos gordos da dieta podem também modular a atividade das células NK que participam na proteção contra vírus, bactérias intracelulares ou células tumorais. As dietas que contêm óleo de peixe ou azeite produzem a maior percentagem de inibição da atividade das células NK em comparação com as dietas ricas em ácidos gordos saturados ou ácidos gordos polinsaturados n-6.[145] No entanto, existem vários relatos de que os eicosanóides, como as prostaglandinas, os leucotrienos ou as lipoxinas, podem desempenhar um papel importante neste mecanismo.[146,147,148] Foi relatado que os ácidos gordos insaturados aumentam a fagocitose, que é um mecanismo importante em muitas células para a eliminação de microrganismos ou partículas estranhas.[149]

Os mecanismos envolvidos na modulação dos ácidos gordos são a fluidez da membrana, a produção de peróxidos lipídicos, a síntese de eicosanóides e a influência na regulação dos genes. Como resultado de alterações na composição dos ácidos gordos dos fosfolípidos devido à manipulação dos lípidos da dieta, a fluidez da membrana celular pode mudar. Os ácidos gordos têm efeitos inibitórios na proliferação celular devido à peroxidação lipídica, que é tóxica para as células.[150] As gorduras da dieta têm um papel importante na diminuição dos níveis de ARNm das enzimas antioxidantes e no aumento dos danos nos tecidos induzidos pelos radicais livres. Os ácidos gordos sofrem degradação enzimática para produzir a família dos eicosanóides (prostaglandinas, leucotrienos ou lipoxinas) que participam em processos inflamatórios e estão também relacionados com efeitos imunomoduladores, actuando como mediadores lipídicos.[151]

B. **Periodontite e hiperlipidemia**

As alterações no fenótipo das células imunitárias devido aos lípidos séricos e à elevação das citocinas pró-inflamatórias séricas, como o TNF-a e a IL-10, através da periodontite como uma infeção crónica por gram (-), verificaram evidências substanciais que suportam esta relação bidirecional.

A hiperlipidemia, resultante de uma dieta rica em gordura ou de distúrbios metabólicos como a diabetes tipo 2, tem um efeito desregulador nas células do sistema imunitário e na cicatrização de feridas e, consequentemente, aumenta a suscetibilidade à periodontite e a outras infecções.

Esta condição necessita de um nível limite específico de lípidos circulantes para cada indivíduo, acima do qual pode levar a este efeito desregulador na mucosa gengival e noutros locais.

Foi relatado que o consumo de um pequeno-almoço americano típico rico em gordura (ovos fritos, bacon, batatas) ou de uma refeição definida rica em gorduras saturadas (ou seja, gelado) conduz a anomalias funcionais nos PMNs.[152] Um papel protetor dos PMNs na resposta precoce à infeção periodontal é apoiado por experiências convincentes na natureza, em que os indivíduos com deficiências na função dos PMNs[153] ou no número[154] têm uma periodontite mais aguda e grave. Assim, os PMNs preparados pela endotoxina ou por outros agentes activadores, incluindo os lípidos da dieta, podem desempenhar um papel importante na patogénese da periodontite.[155] Sabe-se que a hiperlipidemia causa uma hiperatividade dos glóbulos brancos.[156,157] A hiperatividade dos glóbulos brancos, por exemplo, o aumento da produção de radicais de oxigénio, tem sido frequentemente associada à periodontite progressiva em adultos.[158] Em animais que se alimentam de uma dieta rica em colesterol, a periodontite foi causada.[159]

Num modelo animal, Maglakelidze *et al.*[160] registaram alterações significativas na matriz extracelular e nas células da mucosa gengival, bem como nos componentes do leito microcirculatório na hipercolesterolemia. A hipercolesterolemia danifica os endoteliócitos, a zona subendotelial e a permeabilidade da membrana basal. O contacto de linfócitos e plasmócitos com a parede vascular confirma o papel desencadeador do fator vascular nos danos do complexo periodontal. D'aiuto F *et a.l*[161] experimentaram o efeito da terapia periodontal nos lípidos séricos e nos mediadores da inflamação associados às lipoproteínas e sugeriram também que o tratamento da doença periodontal tinha efeitos benéficos no metabolismo dos lípidos. Num estudo realizado em indivíduos sistemicamente saudáveis com periodontite, Pussinen *et* al.[162] afirmaram que a periodontite está associada à ativação de macrófagos através do aumento da concentração sérica de LPS. Além disso, neste estudo, verificou-se um aumento significativo do rácio HDL/LDL após o tratamento periodontal. Em outro estudo,

Pussinen *et al.*[164] referiram que se registaram reduções estatisticamente significativas nos níveis de PCR e de amiloide A no soro após tratamento periodontal em indivíduos sistemicamente saudáveis com periodontite. Esse estudo também sugeriu que a periodontite diminui a potência anti-aterogénica do HDL e aumenta o risco de doença coronária.

Losche et al.[165] avaliaram 32 pacientes com periodontite moderada a grave antes e 3 meses após o tratamento periodontal local e relataram que o tratamento da periodontite causou uma redução significativa na atividade sérica da fosfolipase A associada à lipoproteína2 , que se acredita ser um fator de risco cardiovascular independente. Num estudo semelhante, foram avaliados 65 indivíduos que apresentavam periodontite grave (profundidade da bolsa de sondagem superior a 6 mm e perda óssea alveolar marginal superior a 30%), generalizada (pelo menos 50% dos dentes afectados) e os 3 grupos consistiram em controlo não tratado; terapia periodontal padrão; e um tratamento periodontal intensivo que incluía tratamento periodontal padrão com administração local adjuvante de minociclina. No estudo, tanto a terapia periodontal padrão como a terapia periodontal intensiva resultaram em reduções significativas da PCR sérica em comparação com o controlo não tratado e o grupo de terapia periodontal intensiva também mostrou uma diminuição do colesterol total e do colesterol LDL após 2 meses a seguir ao tratamento periodontal.[166]

Num estudo semelhante, Nishanth, Rao e colaboradores mostraram que a destruição periodontal e os níveis séricos de lípidos estão positivamente correlacionados e que o tratamento periodontal não cirúrgico resultou num melhor controlo do perfil lipídico, triglicéridos (TG), níveis elevados de colesterol total (CT) e de lipoproteínas de baixa densidade (LDL) e níveis reduzidos de lipoproteínas de alta densidade (HDL) em doentes com periodontite crónica.[167]

Foram encontrados níveis séricos mais elevados de colesterol total, LDL-C e triglicéridos em indivíduos com doença periodontal, e os doentes hiperlipidémicos têm uma percentagem significativamente mais elevada de locais com profundidade de sondagem superior a 3,5 mm do que os indivíduos com um estado metabólico normal[168] . A inter-relação entre a periodontite e a hiperlipidemia constitui um exemplo de doença sistémica que predispõe à infeção oral e que, uma vez estabelecida a infeção oral, agrava a doença sistémica. A hiperlipidemia pode levar a doenças cardiovasculares, que têm altas taxas de mortalidade. Este estudo, à semelhança de outros relatórios anteriores, comprova uma relação entre a doença periodontal e a hiperlipidemia. Por conseguinte, recomenda-se que os doentes com doenças cardíacas considerem vivamente o tratamento periodontal.

A periodontite é comparada a uma epidemia que atinge a civilização moderna. O estilo de vida, a genética, o stress e os hábitos alimentares são os factores preliminares. No que diz respeito aos resultados dos estudos de intervenção periodontal em indivíduos com níveis de tiroide e de lípidos, ainda há um grande potencial. A terapia periodontal não cirúrgica é uma intervenção relativamente simples e económica que consiste na destartarização e no alisamento radicular (SRP). O SRP elimina os depósitos microbianos favorecendo a saúde periodontal.[169]

Prevê-se uma investigação gigantesca nesta área da medicina periodontal. A periodontite é uma doença amplamente prevalente, mas se for diagnosticada na fase inicial pode ser tratada com sucesso sem grande morbilidade. O resultado da terapia depende em grande parte da motivação e da manutenção do paciente.

A terapia periodontal é considerada fundamental na melhoria dos vários biomarcadores inflamatórios associados a doenças sistémicas (cardiovasculares e da tiroide).[170] Os indivíduos devem ser recomendados a efetuar rastreios periodontais frequentes e a terapia periodontal deve ser instituída o mais cedo possível, se indicada. Os respectivos governos devem concentrar-se intensivamente em programas de cuidados de saúde oral para o tratamento de doenças periodontais. Recomenda-se uma abordagem interdisciplinar ordenada por parte do médico e do profissional de saúde oral para controlar a gravidade das doenças sistémicas e restringir a morbilidade e a mortalidade atribuídas aos componentes cardiovasculares e da tiroide.

CAPÍTULO 2

Materiais e métodos

O presente estudo foi realizado no Departamento de Periodontologia, Faculdade de Medicina Dentária e Centro de Investigação de Kothiwal, Moradabad, Uttar Pradesh, Índia, para correlacionar a terapia periodontal e os perfis séricos dos lípidos e da tiroide. Foram seleccionados para o presente estudo 30 indivíduos com idades compreendidas entre os 25 e os 70 anos, com periodontite crónica e dispostos a receber terapia periodontal. Os sujeitos foram brevemente explicados sobre o procedimento e a utilidade do presente estudo. O protocolo do estudo foi revisto e aprovado pelo Comité de Ética e Revisão Institucional (IERB), Faculdade de Medicina Dentária e Centro de Investigação de Kothiwal, Moradabad, Índia.

Os sujeitos foram seleccionados com base nos seguintes critérios de inclusão e exclusão:

Critérios de inclusão

1. Indivíduos com idades compreendidas entre os 25 e os 70 anos.
2. Pacientes com periodontite crónica.
3. Indivíduos com um mínimo de 20 dentes.
4. Indivíduos com profundidade de sondagem de 4 mm ou mais e perda de inserção (>2 mm) em pelo menos 30% dos locais.

Critérios de exclusão

1. Indivíduos com doença sistémica conhecida.
2. Grávidas ou pessoas que planeiam engravidar
3. Fumador
4. História de doentes a tomar qualquer medicamento para a hipercolesterolemia e qualquer outra doença sistémica que possa alterar o curso da doença periodontal ou os níveis séricos de lípidos/tiroideus séricos.

Foi registada a história clínica completa dos indivíduos e não foram feitas alterações nos hábitos alimentares. Os parâmetros periodontais (índice gengival, índice de placa, hemorragia à sondagem, profundidade de bolsa à sondagem) e os parâmetros metabólicos, como o perfil lipídico sérico em jejum e o perfil tiroideu sérico em jejum, foram registados no dia 0 (baseline) e aos 90 dias. Os indivíduos foram chamados entre a linha de base e os 90 dias para monitorizar as práticas de métodos de higiene oral e o seu estado.

ARMAMENTARIUM :

Os armamentários utilizados neste estudo foram classificados de acordo com as suas utilizações da seguinte forma

INSTRUMENTOS UTILIZADOS PARA O DIAGNÓSTICO :

- ❖ Espelho bucal
- ❖ Explorador
- ❖ Sonda periodontal UNC-15
- ❖ Pinça

Materiais utilizados para efeitos de barreira protetora:

- ❖ Luvas cirúrgicas
- ❖ Máscara facial
- ❖ Óculos de proteção
- ❖ Campo cirúrgico

Instrumentos utilizados para destartarização e alisamento radicular:

- Escaladores manuais - supragengivais e subgengivais.
- Curetas Gracey (Hu-Friedy, Chicago, EUA).
- • Escalonador ultrassónico (Satelec, Itália).

Armentatria utilizada para a recolha de sangue e a estimativa dos perfis séricos dos lípidos e da tiroide:

- Seringa descartável (5 ml) para recolha de sangue venoso.
- Frascos simples (JK diagnostics, Rajkot, Índia) para a transferência da amostra de sangue.
- Os reagentes utilizados para a estimativa dos parâmetros lipídicos no soro (ERBA diagnostics Manheim GmbH, Manheim, Alemanha).
- Os reagentes utilizados para a estimativa dos parâmetros da tiroide no soro (BioDetect, laguna hills.USA).
- Kit ELISA (micropoços Accu bind ELISA, Monobind Inc, EUA).

Durante a instrumentação, todos os instrumentos foram autoclavados e dispostos por uma ordem definida na toalha de mesa autoclavada.

Avaliação periodontal:

Foi concebido um protocolo de tratamento periodontal não cirúrgico convencional, destartarização e alisamento radicular, e as instruções de higiene oral foram devidamente explicadas ao paciente. O tratamento consistiu em terapia periodontal convencional, ou seja, destartarização e alisamento radicular de toda a boca, sem qualquer prescrição de antibióticos ou colutórios. Os indivíduos foram chamados entre a linha de base e 90 dias para monitorizar as práticas de métodos de higiene oral e o seu estado. O registo sanguíneo, juntamente com o registo de vários parâmetros clínicos, foi efectuado na linha de base e aos 90 dias.

Os seguintes parâmetros clínicos foram registados no dia 0 (linha de base) e aos 90 dias para a avaliação do estado periodontal:

- Índice gengival **(loe e Silness ,1963)**
- Profundidade da bolsa de sondagem
- Índice de placa **(Silness e Loe, 1964)**

- Hemorragia à sondagem **(GBI - Ainamo & Bay, 1975)**

Foram registados os seguintes parâmetros do perfil lipídico:

- Triglicéridos séricos
- Colesterol sérico
- HDL (lipoproteínas de alta densidade)
- LDL (lipoproteínas de baixa densidade)
- VLDL (lipoproteínas de muito baixa densidade)

Foram registados os seguintes parâmetros para o perfil da tiroide:

- T3 (Triiodotironina)
- T4 (Tiroxina)
- TSH (hormona estimulante da tiroide)

ESTIMATIVA LABORATORIAL :

- A estimativa dos níveis séricos de lípidos, incluindo os níveis de triglicéridos, colesterol, lipoproteínas de alta densidade (HDL), lipoproteínas de baixa densidade (LDL) e lipoproteínas de muito baixa densidade (VLDL), foi efectuada por um método enzimático num analisador bioquímico (SPECTRALAB K). Todas as amostras de sangue (5 ml) foram recolhidas em frascos de separação de soro e centrifugadas a 3000 rpm durante 10 minutos (REMI(R-8C)). O soro separado foi recolhido em amostras e armazenado à temperatura ambiente de 18-24oC em recipientes com tampa para evitar contaminações. Os níveis séricos de triglicéridos, colesterol, lipoproteínas de alta densidade (HDL), lipoproteínas de baixa densidade (LDL) e lipoproteínas de muito baixa densidade (VLDL) foram medidos utilizando

analisador bioquímico (SPECTRALAB K).

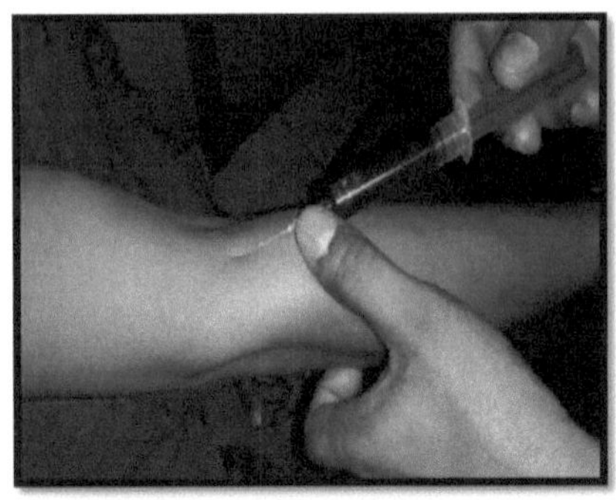

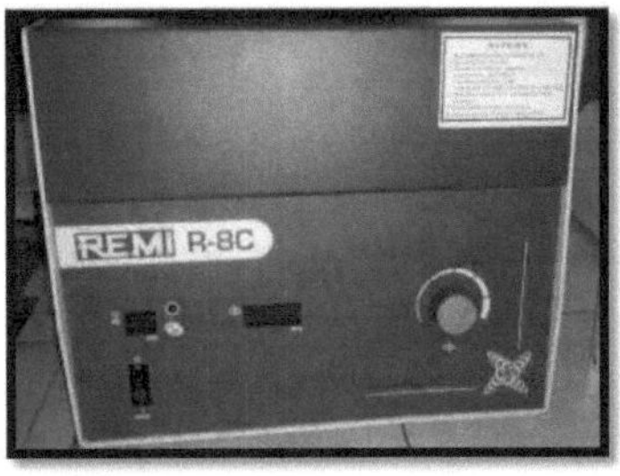

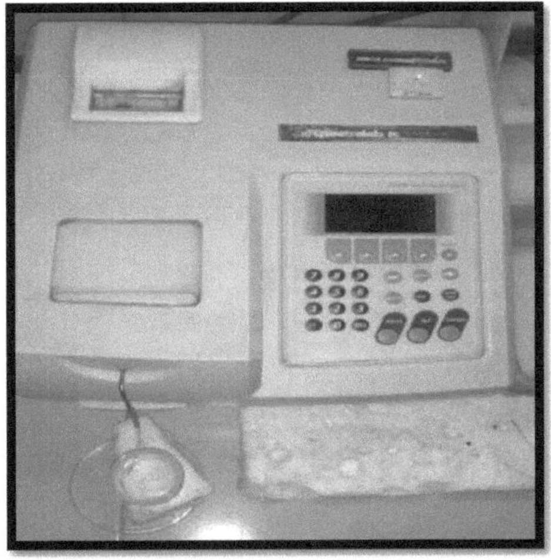

- O perfil da tiroide, incluindo os níveis de hormona estimulante da tiroide (TSH), tiroxina (T4) e triiodotironina (T3), também foi analisado por um leitor ELISA (Autoreader 401).
- Os parâmetros clínicos e laboratoriais, assim obtidos, foram compilados para preparar os dados para análise estatística (MS Excel e SPSS versão 19.0).

CAPÍTULO 3

Discussão

A periodontite é uma doença inflamatória crónica causada principalmente por bactérias gram-negativas e anaeróbias presentes na placa dentária que afectam os tecidos de suporte dos dentes, o que leva à formação de bolsas periodontais, à perda de osso alveolar e, em casos graves, à esfoliação dos dentes. Nos últimos 50 anos, a opinião predominante na medicina é que as infecções periodontais estão localizadas apenas no periodonto e raramente têm implicações sistémicas num indivíduo. No entanto, provas recentes demonstraram que os doentes com periodontite afectam a saúde geral de um indivíduo, o que pode acontecer através do aumento dos níveis de vários marcadores inflamatórios no soro.[171,172,173,174]

É sabido que existe uma relação causal entre os níveis séricos de lípidos e a saúde sistémica, em particular as doenças cardiovasculares e a diabetes. Da mesma forma, a associação de várias citocinas pró-inflamatórias séricas e doenças sistémicas causadas pelo aumento do nível de lípidos séricos também foi demonstrada por vários investigadores. Uma vez que a periodontite está associada a um aumento do nível sérico de citocinas pró-inflamatórias, existe a possibilidade de a periodontite afetar os níveis de colesterol sérico (katz et al.).[175]

As infecções sistémicas agudas ou crónicas locais parecem induzir alterações na concentração plasmática de citocinas e hormonas, que determinam a alteração do metabolismo lipídico. Feingold *et al.*[176] demonstraram que a administração de baixas doses de endotoxinas em ratos resultava em hipertrigliceridemia, sugerindo a presença de resposta semelhante em infecções locais como a doença periodontal, em que há exposição sistémica crónica a microrganismos e lipopolissacarídeos. Da mesma forma, foi registado um aumento dos níveis de triglicéridos em ratos após a indução de periodontite por *P.gingivalis* .[177,178]

Vários estudos afirmam que os indivíduos afectados por doenças periodontais crónicas apresentam um aumento dos triglicéridos séricos, do colesterol total e do colesterol LDL e uma diminuição dos níveis séricos de colesterol HDL quando comparados com indivíduos sem doença periodontal[4,175,179,180,181] e também uma redução destes níveis séricos após a terapia periodontal.[182] . No entanto, alguns estudos não conseguiram observar esta correlação positiva entre a periodontite e os níveis séricos de lípidos.[85,183,99]

Assim, a associação entre a doença periodontal e os níveis séricos de lípidos permanece controversa. Tendo isto em conta, o presente estudo foi realizado para determinar a associação da saúde periodontal nos níveis de lípidos séricos, bem como o efeito da terapia periodontal nos níveis de lípidos séricos em indivíduos com periodontite crónica.

Os parâmetros periodontais considerados neste estudo foram o índice de placa, o índice gengival, o sangramento à sondagem, a profundidade de bolsa à sondagem, enquanto os parâmetros metabólicos para o perfil lipídico foram os triglicéridos, o colesterol sérico, o HDL, o VLDL, o LDL e para o perfil tiroideu o T3, o T4 e a TSH. Ambos foram medidos no dia 0 e no dia 90.

Para o presente estudo, foram considerados indivíduos com idades compreendidas entre os 18 e os 35 anos, uma vez que se verificou que as alterações no perfil lipídico ocorrem mesmo em fases iniciais e eliminam os outros factores de confusão que se podem desenvolver com as alterações ambientais associadas ao envelhecimento. Os indivíduos afectados por doenças sistémicas não foram considerados porque as doenças sistémicas podem ser um fator de risco para as doenças periodontais. [184]Os fumadores não foram considerados porque o tabagismo é um fator de risco importante para aumentar a prevalência e a gravidade da destruição periodontal em comparação com os não fumadores [185]

Foi concebido um protocolo de tratamento periodontal não cirúrgico convencional de destartarização e alisamento radicular. As instruções de higiene oral foram devidamente explicadas ao paciente.

O tratamento consistiu em terapia periodontal convencional, ou seja, destartarização e alisamento radicular da boca inteira, sem qualquer prescrição de antibióticos ou colutórios. Os sujeitos foram chamados de volta entre a linha de base e 90 dias para monitorizar as práticas de métodos de higiene oral e o estado com base no seu estado de higiene oral. As visitas de retorno foram planeadas com base na avaliação da motivação dos sujeitos e das práticas e eficiência da higiene oral. A recolha de amostras de sangue e o registo de vários parâmetros clínicos também foram efectuados na linha de base e aos 90 dias.

O índice utilizado para estimar a saúde gengival baseou-se na hemorragia à sondagem, considerando-a como um sinal objetivo de inflamação gengival. A gengiva inflamada sangra à sondagem suave devido às ulcerações no epitélio da bolsa e à fragilidade da vasculatura subjacente. A percentagem de locais que apresentam hemorragia à sondagem no exame inicial antes do tratamento é uma informação clinicamente útil, uma vez que fornece uma avaliação bucal completa da extensão da inflamação gengival antes da terapia. A profundidade de sondagem da bolsa (PPD) é utilizada como um parâmetro importante para avaliar o sucesso da terapia periodontal, comparando os valores de PPD pós-tratamento com os valores anteriores à terapia. No presente estudo, os indivíduos foram avaliados quanto à PPD no dia 0 e depois no dia 90 após a terapia periodontal. Existem diferentes opiniões na literatura relativamente ao momento de avaliação da resposta de cicatrização à terapia periodontal não cirúrgica. Morrison *et al.*[186] sugeriram um período de um mês após a terapia como o momento ideal para a reavaliação do PPD, enquanto Baderstan *et al.* relataram[187] que a maioria das alterações ocorreu nos primeiros 4-5 meses de terapia em bolsas periodontais de 47 mm de profundidade, enquanto poucas alterações ocorreram durante os restantes 13 meses do período de observação. Considerando isto, no presente estudo a resposta à terapia foi avaliada no dia 90.

Após a SRP, foram encontradas melhorias significativas em todos os parâmetros periodontais (tabela 1). O efeito da terapia periodontal na PPD foi observado como sendo estatisticamente muito significativo ($p<0,005$) na comparação entre o dia 0 e o dia 90. Resultados semelhantes no PPD após a terapia periodontal foram observados anteriormente por vários investigadores.[188,189,190,191,192] .

Verificou-se que o índice gengival e a hemorragia à sondagem foram reduzidos nos indivíduos após a terapia periodontal do dia 0 ao dia 90. A hemorragia à sondagem, cuja redução foi estatisticamente significativa, foi correlacionada negativamente com o HDL (tabela)

A redução da IG após a terapia periodontal é corroborada por vários investigadores[191,192,184,193,194] . O presente estudo mostrou uma relação positiva com a TSH e a PPD. Com a SRP' os níveis mais elevados de triglicéridos e VLDL apresentaram uma redução.

O presente estudo mostrou uma redução significativa dos triglicéridos séricos das VLDL.

Este facto está de acordo com Morita *et al.* que relataram[193] uma relação significativa entre triglicéridos elevados e doença periodontal[195] . Os resultados de outro estudo realizado em 2007 por fentoglu *et al.* mostraram que a periodontite pode causar algumas alterações nos níveis séricos de VLDL e que o tratamento periodontal local pode provocar uma diminuição significativa destes marcadores. Os nossos resultados da associação entre a periodontite e a alteração do perfil lipídico estão de acordo com Joshipura *et al.* que também encontraram uma associação significativa da doença periodontal com biomarcadores de disfunção endotelial e dislipidemia. Isto está correlacionado com Taleghani *et al.* que também encontraram[195] níveis mais elevados de triglicéridos e níveis significativamente mais elevados de colesterol sérico em pacientes com periodontite.

Após a terapia periodontal, verificou-se que os níveis séricos de colesterol HDL estavam aumentados e eram estatisticamente significativos. No entanto, é de salientar que o HDL é benéfico para o hospedeiro, uma vez que é considerado uma lipoproteína antiaterogénica devido ao seu papel direto na neutralização dos lipopolissacarídeos em circulação, protegendo o LDL contra a oxidação, bem como ao seu papel no transporte reverso do colesterol (Pussinen *et al.*) 163

Por outro lado, o estudo de Lopes-Virella[196] não confirmou uma relação entre hiperlipidemia e infeção. Machado *et al*,[85] num estudo semelhante, verificaram que a média de colesterol e TG não era significativamente mais elevada em doentes periodontais do que em doentes saudáveis.

No entanto, no seu estudo Joseph Katz[197] em indivíduos com uma história clínica saudável, controlando os factores relacionados com níveis elevados de colesterol sérico, confirmou uma relação positiva entre bolsas periodontais e níveis séricos elevados de colesterol total e HDL, o que também foi confirmado no nosso estudo, em que o colesterol sérico está positivamente correlacionado com o LDL e o HDL. Assim, o resultado do presente estudo indicou que ocorreram reduções significativas nos níveis de triglicéridos séricos, VLDL, bem como nos parâmetros periodontais, nomeadamente GI, PI, PPD, sangramento à sondagem. Assim, podemos sugerir uma associação entre a periodontite e os níveis séricos de lípidos. Embora se tenha verificado que o HDL sérico aumentou após a terapia periodontal, em contraste com outros parâmetros metabólicos, está bem documentado que o aumento dos níveis de HDL sérico é desejável e benéfico para o hospedeiro.

Há muito que se reconhece que alguns dos sinais e sintomas mais característicos e comuns da doença da tiroide são os que resultam dos efeitos da hormona da tiroide no coração e no sistema cardiovascular.[198] Tanto o hipertiroidismo como o hipotiroidismo produzem alterações na contratilidade cardíaca, no consumo de oxigénio pelo miocárdio, no débito cardíaco, na pressão arterial e na resistência vascular sistémica (RVS). Embora seja bem conhecido que o hipertiroidismo pode produzir fibrilhação auricular, é menos reconhecido que o hipotiroidismo pode predispor a disritmias ventriculares.[199] Em quase todos os casos, estas alterações cardiovasculares são reversíveis quando o distúrbio da tiroide subjacente é reconhecido e tratado. Estima-se que cerca de 7% a 10% das mulheres idosas tenham hipotiroidismo subclínico. Embora a doença subclínica seja frequentemente

"assintomáticos", muitos doentes apresentam sintomas de deficiência da hormona tiroideia.[200] O metabolismo lipídico está alterado no hipotiroidismo subclínico. Os doentes têm níveis séricos de lípidos aumentados, e os níveis de colesterol parecem aumentar em paralelo com a TSH sérica, o que está de acordo com o presente estudo, em que os níveis de TSH diminuíram com a diminuição dos parâmetros lipídicos e são estatisticamente significativos ($p<0,005$). A TSH não foi previamente relacionada com a doença periodontal, mas é relatada como estando aumentada no soro em indivíduos obesos. No estudo, a IG tem um efeito positivo na TSH e está correlacionada com os triglicéridos e o HDL.

Curiosamente, foi referido que o aumento dos níveis de TSH está associado ao aumento da pressão arterial sistólica e diastólica, bem como a outros factores de risco cardiovascular (Cecilia *et al.*).[201]

No presente estudo, embora os valores de T_3 (triiodotironina) e T_4 tenham diminuído no pós-operatório, os resultados não são estatisticamente significativos. Devido à inflamação, os níveis de T3 e T4 aumentaram, tendo diminuído no pós-operatório após a ausência de inflamação. O hipertiroidismo subclínico é caracterizado por uma concentração sérica de TSH baixa ou indetetável na presença de níveis normais de T4 e T3 séricos[65] ' Embora a TSH estivesse dentro dos limites normais, observou-se uma diminuição significativa da TSH, o que pode sugerir que a tiroide também teve algum efeito na pituitária. No entanto, todos os valores estavam dentro dos limites normais. É necessário outro estudo com uma população mais vasta, um acompanhamento mais longo ou condições de deficiência/hiperatividade da tiroide.

Limitações:

Uma vez que não foram realizados muitos estudos para relacionar a associação da tiroide com a periodontite, é necessária uma investigação sobre este aspeto, relacionando a tiroide como parte da doença sistémica e a sua ligação com a doença periodontal, com um tamanho de amostra maior e um longo acompanhamento. O presente estudo apresenta algumas outras limitações, como a pequena dimensão da amostra e a curta duração.

Por conseguinte, é necessário para efeitos a longo prazo. Assim, recomenda-se a realização de estudos a longo prazo com amostras de maior dimensão em vários centros para determinar o efeito da terapia periodontal nos níveis de lípidos séricos.

CAPÍTULO 4

Limitações:

Uma vez que não foram realizados muitos estudos para relacionar a associação da tiroide com a periodontite, é necessária uma investigação sobre este aspeto, relacionando a tiroide como parte da doença sistémica e a sua ligação com a doença periodontal, com um tamanho de amostra maior e um longo acompanhamento. O presente estudo apresenta algumas outras limitações, como a pequena dimensão da amostra e a curta duração. Por conseguinte, são necessários efeitos a longo prazo. Assim, recomendam-se estudos a longo prazo com amostras de maior dimensão em vários centros para determinar o efeito da terapia periodontal nos níveis de lípidos séricos.

CAPÍTULO 5

CONCLUSÃO :

Os resultados do presente estudo são os seguintes:

- Verificou-se que a saúde gengival melhorou significativamente em todos os indivíduos após a terapia periodontal.
- Verificou-se que a profundidade da bolsa de sondagem foi reduzida significativamente após a terapia periodontal em todos os indivíduos.
- Todos os indivíduos apresentaram uma redução significativa da hemorragia à sondagem.
- O índice de placa diminuiu substancialmente
- Os triglicéridos séricos, VLDL e TSH foram significativamente reduzidos nos indivíduos após a terapia periodontal.
- A redução dos níveis de T3 e T4 foi observada no pós-operatório, mas não se reflectiu estatisticamente.
- Verificou-se que o HDL sérico aumentou após a terapia periodontal.
- Com a diminuição da hemorragia à sondagem, registou-se um aumento do HDL.

Dentro das limitações deste estudo, podemos concluir, a partir dos resultados do presente estudo, que a terapia periodontal desempenha um papel importante na regulação dos níveis séricos de lípidos e de tiroide.

Em termos de economia médica, a compreensão da relação entre a periodontite e as doenças sistémicas tem o potencial de alterar a política de saúde, garantindo benefícios económicos. Além disso, a comunidade médica deve estar ciente dos potenciais efeitos negativos das infecções periodontais na saúde sistémica. A medicina periodontal promove uma forte colaboração entre profissionais dentários e médicos, o que implica uma melhor comunicação e uma abordagem de equipa eficaz na prática clínica. Além disso, os doentes periodontais devem ser encaminhados para médicos especialistas, o que pode melhorar não só as doenças sistémicas, mas também o ambiente oral, incluindo a periodontite.

CAPÍTULO 6

Referências :

1. Socransky S, Haffajee AD. A etiologia bacteriana da doença periodontal destrutiva: Conceitos actuais. *JPeriodontol* 1992; 63:322-31.

2. Offenbacher S. Doenças periodontais: Patogénese. *Ann Periodontol* 1996; 1:821 -78.

3. Losche W, Karapetow F, Pohl A, Pohl C, Kocher T. Plasma lipid and blood glucose levels in patients with destructive periodontal disease. *J Clin Periodontol* 2000; 27(8): 537-541.

4. Cutler CW, Shinedling EA, Nunn M, Jotwani R, Kim BO, Nares S,et al. Associação entre periodontite e hiperlipidemia: Causa ou efeito? *J Periodontol* 1999; 70: 1429-34.

5. Cutler CW, Shinedling EA, Nunn M, Jotwani R, Kim BO, Nares S, et al. Associação entre periodontite e hiperlipidemia: causa ou efeito? *J Periodontol* 1999; 70: 1429-34.

6. Losche W, Karapetow F, Pohl A, Pohl C, Kocher T. Plasma lipid and blood glucose levels in patients with destructive periodontal disease. *J Clin Periodontol* 2000; 27(8): 537-541.

7. Saxlin T, Suominen-Taipale L, Kattainen A, Marniemi J, Knuuttila M, Ylostalo P. Association between serum lipid levels and periodontal infection. *J Clin Periodontol* 2008; 35: 1040-7.

8. Wilkins WL. Definição de triglicéridos e colesterol. In: Dicionário médico de Stedman. 28ª edição. Wolters Kluwer; 2005. p. 367.

9. Fentoglu O, Oz G, Tasdelen P, Uskun E, Aykac Y, Bozkurt Y.Estado periodontal em indivíduos com hiperlipidemia. *JPeriodontol* 2009; 80:267-73.

10. Chiu B. Multiple infections in carotid atherosclerotic plaques. *Am Heart J.* 1999; 138: S534-S536.

11. Haraszthy VI, Zambon JJ, Trevisan M, Zeid M, Genco RJ. Identificação de agentes patogénicos periodontais em placas ateromatosas. *JPeriodontol.2000*; 71: 1554-1560.

12. Roivainen M, Viik-Kajander M, Manninen V, Tapani H, Manttari M. Infections, inflammation and the risk of coronary heart disease. *Circulation. 2000*; 101: 252-257 .

13. Toledo S, Bozo L, Nascimento A,Sallum.Alterações da glândula tireoide e dos tecidos periodontais de saguis relacionadas ao hipotireoidismo experimental. *Rev Bras Pesqui Med Biol.* 1979; 12(2-3):141-6.

14. Adriana Monea, Nagy Elod.Can Thyroid Dys Function Induce Periodontal Disease. *Revista Científica Europeia*, edição de maio de 2014, vol.10,No.15.

15. Bahaa M. Fadel, Samerellahham, Matthew D. Ringel, Josephlindsay, Jr.Leonard wartofsky,Kenneth D. Burman. Doença cardíaca hipertireoidiana. Clin. Cardiol. 23, 402-408 (2000).

16. Miller W. A boca humana como foco de infeção. *Dental Cosmos*. 1891; 33:689-713.

17. OffenbacherS. Doenças periodontais: patogénese. *AnnPeriodontol.* 1996; 1:821-78.

18. Scannapieco FA. Position paper of The American Academy of Periodontology: periodontal disease as a potential risk fator for systemic diseases. *J Periodontol.* 1998; 69:841-50.

19. Seymour GJ, Ford PJ, Cullinan MP, Leishman S e Yamazaki K. Relationship between periodontal infections and systemic disease (Relação entre infecções periodontais e doença sistémica). *Clin Microbiol Infect.* 2007; 13 Suppl 4:310.

20. Andersen CCP, Flyvbjerg A, Buschard K, Holmstrup P. Relação entre Periodontite e Diabetes: Lessons From Rodent Studies. *Periodontol* 2007; 78: 126475.

21. Slade GD, Offenbacher S, Beck JD, Heiss G, Pankow JS. Acute-phase inflammatory response to periodontal disease in the US population (Resposta inflamatória de fase aguda à doença periodontal na população dos EUA). *JDentRes* 2000; 79: 49-57.

22. Wu T, Trevisan M, Genco R, Falkner K, Dorn J, Sempos C. An examination of the relation between periodontal health status and cardiovascular risk factors: serum total and HDL cholesterol, C-reactive protein and plasma fibrinogen. *Am J Epidemiol* 2000a; 151:273-82.

23. Susan Standring ; editores de secção, Neil R. Borley; et al. (2008). Gray's anatomy : the anatomical basis of clinical practice (40th ed.). London: Churchill Livingstone. pp. 462464.

24. Johannes W. Dietrich (2002). Der Hypophysen-Schilddrusen-Regelkreis, Berlim, Alemanha: Logos-Verlag Berlin. -850-4.

25. Boron WF, Boulpaep E (2003). "Capítulo 48: "Síntese das hormonas da tiroide". Medical Physiology: A Cellular And Molecular Approaoch. Elsevier/Saunders. p. 1300.

26. Bifulco M, Cavallo P (2007). "Tireoidologia na escola médica medieval de Salerno". Thyroid. 17 (1): 39-40.

27. *O Prémio Nobel da Fisiologia ou Medicina 1909". Fundação Nobel. Recuperado em 200707-28*

28. Burch, W. M. e Lebovitz, H. E. Triiodothyronine stimulates maturation of porcine growth-plate cartilage in vitro. *Journal of Clinical Investigation* 1982b; 70:496-504.

29. Mosekilde, L., Eriksen, E. F., e Charles, P. Effects of thyroid hormones on bone and mineral metabolism. *Endocrinology Metabolism Clinics of North America* 1990; 19:35-63.

30. Aoki, Y., Belin, R. M., Clickner, R., Jeffries, R., Phillips, L., Mahaffey, K. R. Serum TSH and total T4 in the United States population and their association with participant characteristics: National Health and Nutrition Examination Survey (NHANES 19992002). Thyroid 2007; 17:1211-1223.

31. Mosekilde, L., Eriksen, E. F., e Charles, P. Effects of thyroid hormones on bone and mineral metabolism. *Endocrinology Metabolism Clinics of North America* 1990; 19:35-63.

32. Tiroidite." www.thyroid.org. 2005. American ThyroidAssociation. 13 Mar. 2008.

33. Danese MD, Powe NR, Sawin CT, Ladenson PW. Screening for mild thyroid failure at the periodic health examination: a decision and cost-effectiveness analysis. *JAMA* 1996; 276:285-92.

34. Sharma, C. G. e Pradeep, A. R. Perda de inserção localizada na síndrome de Pendred: incidental? *JournalofPeriodontology* 2007; 78:948-954.

35. Daniela da Silva Feitosa :A influência das hormonas da tiroide na densidade óssea e na periodontite : um estudo em ratos;2009.

36. Pyle MA, Faddoul FF, Terezhalmy GT. Implicações clínicas dos medicamentos tomados pelos nossos pacientes. *DentClinNorth Am* 1993; 37(1):73-90.

37. Franklyn JA, Daykin J, Betteridge J, et al. Thyroxine replacement therapy and circulating lipid concentrations. *ClinEndocrino l1993*; 38:453-9.

38. Klein I. Thyroid hormone and the cardiovascular system. *Am JMed* 1990; 88:631-7.

39. Moskvina,T. S.Eficácia do tratamento da periodontite em pacientes com disfunção da tiroide. Stomatologiia (Mosk) 2001; 80:47-50.

40. Yagiela JA. Interacções medicamentosas adversas na prática dentária: interacções associadas a vasoconstritores: parte V de uma série. *JADA* 1999; 130(5):701-9.

41. Soni, S., Singh, G., Yasir, S., e Hatipoglu, B. An unusual presentation of hypothyroidism. *Thyroid* 2005; 15:289-291.

42. B.Suneel , D.R.Nagendra , R.R.Aparna, D.Balakrishna, J.N.Naidu. Mineral Status In Thyroid Disorders (Hypo & Hyper). *Jornal Internacional de Biologia Aplicada e Tecnologia Farmacêutica.2(4): Out - Dez -2011.*

43. Begic-Karup S,Wagner B,Schneider B,Vierhapper H.Serum Calcium In Thyroid Disease.WienKlinWochenschr.2001.Jan 15; 113:65-68.

44. Neafsey PJ . Interação entre levotiroxina e cálcio: o momento certo é tudo. Home Healthc Nurse . 2004 ; 22 : 338 - 9.

45. Mazokopakis EE, Giannakopoulos TG, Starakis IK. Interação entre a levotiroxina e o carbonato de cálcio. *CanadianFamilyPhysician.* 2008; 54(1): 39 .

46. Mosekilde, L., Eriksen, E. F., e Charles, P. Effects of thyroid hormones on bone and mineral metabolism. Endocrinology Metabolism Clinics of North America 1990; 19:35-63.

47. Molloy, J., Wolff, L. F., Lopez-Guzman, A., e Hodges, J. S. A associação dos parâmetros da doença periodontal com condições médicas sistémicas e consumo de tabaco. Journal of Clinical Periodontology 2004; 31:625-632.

48. Young ER. A glândula tiroide e o médico dentista. J Can Dent Assoc. 1989; 55:903-7.

49. Greenspan, S. L. e Greenspan, F. S. The effect of thyroid hormone on skeletal integrity (O efeito da hormona da tiroide na integridade do esqueleto). Annals of Internal Medicine 1999; 130:750-758.

50. Pinto A, Glick M. Gestão de pacientes com doença da tiroide: Considerações sobre a saúde oral. J AmDentAssoc. 2002; 133:849-58.

51. Kahaly GJ, Dillmann WH. Thyroid hormone action in the heart. Endocrine Rev. 2005; 26:704-728.

52. Biondi B, Palmieri EA, Lombardi G, Fazio S. Effects of thyroid hormone on cardiac function: the relative importance of heart rate, loading conditions, and myocardial contractility in the regulation of cardiac performance in human hyperthyroidism.J Clin Endocrinol Metab. 2002; 87:968 -974.

53. Klein I. Endocrine disorders and cardiovascular disease. In: Zipes DP, Libby P, Bonow R, Braunwald E, eds. Braunwald's Heart Disease: A Textbook of Cardiovascular Medicine. 7ª edição. Philadelphia, Pa. W.B. Saunders; 2005:2051-2065.

54. Demers LM, Spencer CA. Orientações para a prática da medicina laboratorial: apoio laboratorial ao diagnóstico e monitorização da doença da tiroide. Thyroid. 2003; 13:3-126.

55. Pinto A, Glick M. Gestão de pacientes com doença da tiroide: Considerações sobre a saúde oral. J AmDentAssoc2002; 133:849-58.

56. Klein I, Ojamaa K. Thyroid hormone and the cardiovascular system. N Engl J Med. 2001; 344:501-509.

57. Dillmann WH. Cellular action of thyroid hormone on the heart. Thyroid.2002; 12:447452.

58. Danzi S, Klein I. Thyroid hormone and the cardiovascular system. Minerva Endocrinologica. 2004; 29:139-150.

59. Klein I, Ojamaa K. Thyroid hormone and the cardiovascular system. N Engl J Med. 2001; 344:501-509.

60. Dillmann WH. Cellular action of thyroid hormone on the heart. Thyroid. 2002; 12:447452.

61. Danzi S, Klein I. Thyroid hormone and the cardiovascular system (A hormona tiroideia e o sistema cardiovascular). Minerva Endocrinologica. 2004; 29:139-150.

62. Kahaly GJ, Dillmann WH. Thyroid hormone action in the heart. Endocrine Rev. 2005; 26:704-728.

63. Biondi B, Palmieri EA, Lombardi G, Fazio S. Effects of thyroid hormone on cardiac function: the relative importance of heart rate,loading conditions, and myocardial contractility in the regulation of cardiac performance in human hyperthyroidism. J Clin Endocrinol Metab. 2002; 87:968 -974.

64. Klein I. Endocrine disorders and cardiovascular disease. In: Zipes DP, Libby P, Bonow R, Braunwald E, eds. Braunwald's Heart Disease: A Textbook of Cardiovascular Medicine. 7th ed. Philadelphia, Pa. W.B.Saunders; 2005:2051-2065.

65. Danzi S, Klein I. Thyroid hormone and the cardiovascular system (A hormona tiroideia e o sistema cardiovascular). Minerva Endocrinologica. 2004; 29:139-150.

66. Crowley WF Jr, Ridgway EC, Bough EW, Francis GS, Daniels GH, Kourides IA, Myers GS, Maloof F. Noninvasive evaluation of cardiac function in hypothyroidism. Resposta à reposição gradual de tiroxina.N Engl J Med. 1977; 296:1- 6.

67. Vargas F, Moreno JM, Rodriguez-Gomez I, Wangensteen R, Osuna A, Alvarez-Guerra M, Garcia-Estan J. Vascular and renal function in experimental thyroid disorders. Eur J Endocrinol. 2006; 154:197-212.

68. Napoli R, Biondi B, Guardasole V, Matarazzo M, Pardo F, Angelini V, Fazio S, Sacca L. Impact of hyperthyroidism and its correction on vascular reactivity in humans. Circulation. 2001; 104:3076-3080.

69. Hiroi Y, Kim H-H, Ying H, Furuya F, Huang Z, Simoncini T, Noma K, Ueki K, Nguyen N-H, Scanlan TS, Moskowitz MA, Cheng S-Y, LiaoJK. Acções não genómicas rápidas da hormona da tiroide. Proc Natl Acad SciU S A. 2006; 103:14104 -14109.

70. Kuzman JA, Gerdes AM, Kobayashi S, Liang Q. Thyroid hormone activates Akt and prevents serum starvation-induced cell death in neonatal rat cardiomyocytes. J Mol Cell Cardiol. 2005; 39:841-844.

71. Vargas F, Moreno JM, Rodriguez-Gomez I, Wangensteen R, Osuna A, Alvarez-Guerra M, Garcia-Estan J. Vascular and renal function in experimental thyroid disorders. Eur J Endocrinol. 2006; 154:197-212.

72. Laragh JH, Sealey JE. Relevância do sistema de controlo hormonal da renina plasmática que regula a pressão arterial e o equilíbrio de sódio para o tratamento correto da hipertensão e para a avaliação do ALLHAT. Am J Hypertens.2003; 16:407- 415.

73. Marcisz C, Jonderko G, Kucharz EJ. Influence of short-time application of a low sodium diet on blood pressure in patients with hyperthyroidism or hypothyroidism during therapy. AmJ Hypertens. 2001; 14:995-1002.

74. Lewicki JA, Protter AA. Estudos fisiológicos da família dos péptidos natriuréticos. In: Laragh JH, Brenner BM, eds. Hypertension: Pathophysiology, Diagnosis and Management. NewYork: RavenPress; 1995:1029-1053.

75. Shi W, Wymore R, Yu H, Wu J, Wymore RT, Pan Z, Robinson RB, Dixon JE, McKinnon D, Cohen IS. Distribuição e prevalência da expressão do mRNA do canal de catiões ativado por hiperpolarização (HCN) em tecidos cardíacos. Circ Res. 1999; 85:e1- e6.

76. Sun Z, Ojamaa K, Coetzee WA, Artman M, Klein I. Effects of thyroid hormone on action potential and repolarization currents in rat ventricular myocytes. Am J Physiol Endocrinol Metab. 2000;278:E302-.307.

77. Evered DC, Ormston BJ, Smith PA, Hall R, Bird T. Grades of Hypothyroidism. BMJ. 1973;1:657-662.

78. Staub JJ, Althaus BU, Engler H, Ryff AS, Trabucco P, Marquardt K, Burckhardt D, Girard J, Weintraub BD. Spectrum of subclinical and overt hypothyroidism: effect on thyrotropin, prolactin, and thyroid reserve, and metabolic impact on peripheral target tissues. Am J Med.

79. Danzi S, Klein I. Role of thyroid disease in the development of statin-induced myopathy. The Endocrinologist. 2006.

80. Hak AE, Pols HA, Visser TJ, Drexhage HA, Hofman A, Witteman JC. Subclinical hypothyroidism is an independent risk fator for atherosclerosis and myocardial infarction in elderly women: the Rotterdam Study. Ann Intern Med. 2000; 132:270 -278.

81. Feingold KR, Staprans I, Memom RA, Doerrler W.: Endotoxina induz rapidamente alterações no metabolismo lipídico que produzem hipertrigliceridemia: doses baixas estimulam a produção hepática de triglicéridos, enquanto doses elevadas inibem a depuração. *J Lipid Res* 1992; 33;1765- 76.

82. Loesche WJ: Doença periodontal: Link to Cardiovascular Disease. Compend *Contin EducDent* 2000; 21:46-82.

83. Doxey Dl, Cutler CW, Iacopino AM: Diabetes Prevent Periodontitis-Induced Increase In Gingival PDGF-B and IL-1b In Rat Model. *JPeriodontol* 1998; 69:113-119.

84. Cutler CW, Shinedling EA, Nunn M, Jotwani R, Kim BO, Nares S, et al. Associação entre periodontite e hiperlipidemia: causa ou efeito? J Periodontol 1999; 70: 1429-34.

85. Machado, Ana Cristina Posch, Quirino, Maria Rozeli de Souza, & Nascimento, Luiz Fernando Costa. Relação entre doença periodontal crônica e níveis plasmáticos de triglicerídeos, colesterol total e frações. *Pesquisa Oral Brasileira* 2005, *19*(4), 284289.

86. C Alvarez, A Ramos : Lípidos, lipoproteínas e apoproteínas no soro durante a infeção.*ClinicalChemistry* 1986, 32 (1) 142-5.

87. Prabhu A, Bryan S. Michalowicz, Mathur A;Deteção de Citocinas Locais e Sistémicas na Periodontite do Adulto. *JPeriodontol* 1996; 67:515-22

88. Jacobson MS: Heart Healthy Diets For All Children : No Longer Controversal. *JPediatr* 1998; 133(1);1-2.

89. Bethesda, MD: Blood Cholestrol Levels In Children And Adolescents. National Institutes Of Health, National Heart Lung And Blood Institute, National Cholestrol Education Program, 1991, NIHPublication;No.91-2732.

90. Comité de Nutrição da Academia Americana de Pediatria. Cholestrol In Childhood. *Pediatrics* 1998;101(1):141-147.

91. Elster Ab, Kuznets Nj: Ama Guidelines For Adolscent Preventive Services(Gaps): Recommendations And Rationale. Chicago, Il: *AmericanMedicalAssociation*; 1994.

92. Krauss RM, Eckel RH, Howard B, Applel LJ, Deckelbaum RJ: Directrizes dietéticas da AHA: Revisão 2000: A Statement For Healthcare Professional From The Nutrition Committee Of The American Heart Association. *Circulation* 2000; 102(18):2284-2299.

93. Loesche W,Karapetow F, Pohl A, Kocher T: Plasma Lipid and Blood Glucose Levels In Patients With Destructive Periodontal Diseases. *J Clin Periodontol* 2000; 27:537-41.

94. Leinonen M, Saikku P.Evidence for infectious agents in cardiovascular disease and atherosclerosis.

Lancet InfectDis 2002 ;2: 11-1

95. Cutler CW, Shinedling EA, Nunn M, Jotwani R, Kim BO, Nares S, et al. Associação entre periodontite e hiperlipidemia: causa ou efeito? J Periodontol 1999; 70: 1429-34.

96. Loesche W,Karapetow F, Pohl A, Kocher T: Níveis de Lípidos no Plasma e de Glicose no Sangue em Pacientes com Doenças Periodontais Destrutivas. *J Clin Periodontol* 2000;27:537-41.

97. Meurman JH, Sanz M, Janket SJ: Saúde Oral e Doença Cardiovascular. *Crit Rev OralBiol* 2004; 15:403-413.

98. Tandon S, Dhingra MS, Lamba AK, Verma M, Munjal A, Faraz F: Efeito da terapia periodontal nos níveis séricos de lípidos. *Jornal Indiano de Especialidades Médicas* 2010; 1(1):19- 25.

99. Kamil W, Habashneh RA, Khader Y, Bayati LA, Taani D: Effect Of Non Surgical Periodontal Therapy On C-Reactive Protein And Serum Lipis In Jordanian Adults With AdvancedPeriodontitis.*Medicine &MedicalSubspecialities* 2011; 104(8):547-552.

100. Sandi R.M,Pol KG,P. Basavaraj P, Khuller N. Association of Serum Cholesterol, Triglyceride, High and Low Density Lipoprotein (HDL and LDL) Levels in Chronic Periodontitis Subjects with Risk for Cardiovascular Disease (CVD): Um Estudo Transversal. *JoumalofClinicalandDiagnosticResearch : JCDR*. 2014; 8(1):214-216.

101. Listgarten MA. Natureza das doenças periodontais: Mecanismos patogénicos. J Periodont Res 1987; 22:172-178.

102. Cutler CW, Kamlar JR, Genco CA. Estratégias patogénicas do anaeróbio oral, Porphyromonas gingivalis. Trends Microbiol 1995; 3:45-51.

103. Katz, Joseph; Flugelman, Moshe Y.; Goldberg, Avishai; Heft, Marc: Association Between Periodontal Pockets and Elevated Cholesterol and Low Density Lipoprotein Cholesterol Levels. J Periodontol 2002 May; 73(5):494-500.

104. Paquette DW. A ligação entre a infeção periodontal e a doença sistémica: Uma revisão da verdade ou do mito. J Int Acad Periodontol 2002; 4:101-109.

105. Lopes-Virella MF. Interacções entre lipopolissacáridos bacterianos e lipoproteínas séricas e o seu possível papel na doença coronária. Eur Heart J 1993; 14:118124.

106. Samra JS, Summers LKM, Frayn KN. Sepsis and fat metabolism. Br J Surg 1996; 83:1186-1196.

107. Fukushima R, Saito H, Taniwaka K. Different roles of IL-1 and TNF on hemodynamics, amino acid metabolism in dogs. Am J Physiol 1992; 262:275-281.

108. Van der Poll T, Romijn JA, Endert E, Borm JJ, Buller HR, Sauerwein HP. Tumor necrosis fator mimetiza a resposta metabólica à infeção em humanos saudáveis. Am J Physiol 1991; 261:457-465.

109. Gwosdow AR, Kumar MSA, Bode HH. Interleukin-1 stimulation of the hypothalamic-pituitary-adrenal axis. Am J Physiol 1990; 258:65-70.

110. Imura H, Fukata J, Mori T. Cytokines and endocrine function: an interaction between the immune and neuroendocrine systems. Clin Endocrinol 1991; 35:107-115.

111. Feingold KR, Grunfeld C. Tumor necrosis fator alpha stimulates hepatic lipogenesis in the rat in vivo. J Clin Invest 1987; 80:184-190.

112. Kurpad A, Khan K, Calder AG. Effect of noradrenaline on glycerol turnover and lipolysis in the whole body and subcutaneous adipose tissue. Am J Physiol 1992; 263:850- 855.

113. Lanza-Jacoby S, Tabares A. Triglyceride kinetics, tissue lipoprotein lipase, and liver lipogenesis in septic rats. Am J Physiol 1990; 258:678-685.

114. Fried SK, Zechner R. Tumor necrosis fator decreases human adipose tissue lipoprotein lipase mRNA levels, synthesis, and activity. J Lipid Res 1989; 30:1917-1923.

115. Doxey DL, Dill RE, lacopino AM. Platelet-derived growth fator levels in wounds of diabetic rats. LifeSci 1995; 57:1111-23.

116. Chu X, Newman J, Park B, Nares S, Ordonez G, lacopino AM. In vitro alteration of macrophage phenotype and function by serum lipids. Cell Tissue Res 1999; 296:331.

117. Craig TE, Jackson RL, Ohlweiler DF, Ku G. Multiple lipid oxidation products in low density lipoproteins induce interleukin-1 beta release from human blood mononuclear cells.J LipidRes 1994; 35:417-427.

118. Van der Poll T, Braxton CC, Coyle SM, Calvano SE, Hack CE, Lowry SF. Effect of hypertriglyceridemia on endotoxins response in humans. Infect Immun 1995; 63:33964000.

119. Jovinge S, Ares M, Kallin B, Nilsson J. Human monocytes/ macrophages release TNF-a in response to ox-LDL. Arterioscler Thromb Vasc Biol 1996; 16:1573-1579.

120. Dutta-Roy AK. Processos mediados pela insulina em plaquetas, eritrócitos e monócitos/macrófagos: efeitos do metabolismo dos ácidos gordos essenciais. Prostaglandins LeukotEssentFatty Acids 1994; 51:385-399.

121. Andersen CCP, Flyvbjerg A, Buschard K, Holmstrup P. Relação entre Periodontite e Diabetes: Lições de estudos com roedores. Periodontol 2007

122. Chu X, Newman J, Park B, Nares S, Ordonez G, lacopino AM. In vitro alteration of macrophage phenotype and function by serum lipids. Cell Tissue Res 1999; 296: 331-37.

123. Ramirez-Tortosa MC, Quiles JL, Battino M, et al. A periodontite está associada a ácidos gordos plasmáticos alterados e a marcadores de risco cardiovascular. Nutr Metab Cardiovasc Dis 2010; 20: 133-9.

124. Cabana VG, Siegel JW, Sabesin SM. Effects of the acute phase response on the concentration and density distribution of plasma lipids and apolipoproteins. J Lipid Res 1989; 30:39-49.

125. Kerttula Y, Vaara M, Phyhala L. Effect of bacterial lipopolysaccharide on serum high density lipoprotein cholesterol in rabbits. Atherosclerosis 1984; 52:123-126.

126. Sammalkorpi K, Valtonen V, Kerttula Y, Nikkila E, Taskine MR. Changes in serum lipoprotein pattern induced by acute infections. Metabolism 1988; 37:859-865.

127. Akerlund B, Carlson LA, Jarstrand C. Dyslipoproteinemia in patients with severe bacterial infections. ScandJ Infec Dis 1986; 18:539-545.

128. Alvarez C, Ramos A. Lipids, lipoproteins, and apoproteins in serum during infection. Clin Chem 1986; 32:142-145.

129. Van Lenten BJ, Fogelman AM, Seager J, Ribi E, Haberland ME, Edwards PA. Bacterial endotoxin selectively prevents the expression of scavenger recetor activity on human monocyte-macrophages. *JImmunol* 1985; 134:3718-3721.

130. Van Lenten BJ, Fogelman AM, Haberland ME, Edwards PA - O papel das lipoproteínas e da endocitose mediada por receptores no transporte de lipopolissacárido bacteriano. Proce Natl Acad Sci USA 1986;83:2704-2708.

131. Reidy MA, Bowyer DE. Distortion of endthelial repair. The effect of hypercholesterolemia on regeneration of aortic endothelium following injury by *endotoxin. Atherosclerosis* 1978; 29:459-466.

132. Nam SC, Lee WM, Jarmolych J, Lee KT, Thomas WA. Rapid production of advanced atherosclerosis in swine by a combination of endothelial injury and cholesterol feeding. *ExpMolPathol* 1973; 18:369-379.

133. Yla-Herttuala S. Macrophages and oxidized low density lipoproteins in the pathogenesis of atherosclerosis (Macrófagos e lipoproteínas de baixa densidade oxidadas na patogénese da aterosclerose). *AnnMed* 1991; 23:561-567.

134. Witztum JL, Steinberg D. Role of oxidized low density lipoprotein in atherogenesis. *J Clinlnvest* 1991; 88:1785- 1792.

135. Cathcart MK, McNally AK, Morel DW, Chisolm GM. O papel do anião superóxido na oxidação mediada por monócitos humanos e na conversão de LDL numa citotoxina. J Immunol 1988;142:1963-1969.

136. Chait A, Han CY, Oram JF, Heinecke JW. Lipoproteins associated inflammatory proteins: markers or mediators of cardiovascular disease? J Lipid Res 2005;46:389-403.

137. Carpentier YA, Scruel O. Changes in the concentration and composition of plasma lipoproteins during the acute phase response. Curr Opin Clin Nutr Metab Care 2002; 5:153-158.

138. Tiwary R, Clandinin MT. Effect of High Polyunsaturated Fat Diets On The Composition OfB Cells And T Cell Membrane *Lipids.NutrRes* 1987; 7:489-498.

139. Tiwary RK, Clandinin MT, Cinader B et al. Effect of high polyunsaturated fat diets on the composition ofB cell and T cell membrane lipids. Nutr Res 1987;7:489-498.

140. Chapkin TS, Çarmichael SL. Effects of dietary n-3 and n-6 polyunsaturated fatty acid on macrophage phospholipids classes and subclasses. Lipids 1990;25:827-834.

141. Calder PC. Fatty acids, dietary lipids and lymphocyte functions. Biochem Soc Trans 1995;23:302-309.

142. Endres S, Ghorbani R, Kelley VE et al. The effect of dietary supplementation with n-3 polyunsaturated fatty acids on the synthesis of interleukin-1 and tumor necrosis fator by mononuclear cells. N Engl J Med 1989; 320:265-271.

143. De Pablo MA, Ortega E, Gallego AM, Alvarez C, Pancorb PL, Alvarez de Cienfuegos G. The effect of dietary fatty acidmanipulation on phagocytic activity and cytokine production by peritoneal cells from Balb/c mice. J Nutr Sci Vitaminol 1998 ;44:57-67.

144. Endres S. N-3 polyunsaturated fatty acids and human cytokine synthesis (Ácidos gordos polinsaturados N-3 e síntese de citocinas humanas). Lipids 1996 ;31:S239-242.

145. Robinson DR, Urakaze M, Huang R et al. Os lípidos marinhos da dieta suprimem a expressão contínua da expressão do gene da interleucina-ip. Lipids 1996; 31:S23-31.

146. De Pablo MA, Ortega E, Gallego AM, Alvarez C, Pancorbo PL, Alvarez de Cienfuegos G. Influência de dietas contendo azeite, óleo de girassol ou óleo de coco hidrogenado na resposta imunitária de ratinhos. *JClin Biochem Nutr* 1998; 25:11-23.

147. Roder JC, Klein M,. Interação alvo-efector no sistema de células assassinas naturais. *J Immunol* 1979; 123:2785-2790.

148. Bray RA, Brahmi Z. Role of lipooxygenation in natural killer cell activation. *J Immunol* 1986; 136:1783-1790.

149. Ramstedt U, Ng J, Wigzell H, Serhan CN, Samuelsson B. Action of novel eicosanoids lipoxin A and B on human natural killer cell cytotoxicity. Efeitos no campo intracelular e na ligação às células alvo. J Immunol 1985; 135:3434-3438.

150. Calder PC, Bond JA, Harvey DJ, Gordon S, Newsholme EA. Captação e incorporação de ácidos gordos saturados e insaturados nos lípidos dos macrófagos e o seu efeito na adesão e fagocitose dos macrófagos. *Biochem* J1990; 269:807-814.

151. Yaqoob P, Calder PC .Inhibition Of Natural Killer Cell Activity By Dietary Lipids. *ImmunolLet* 1994; 41:241-247.

152. De Pablo MA, De Cienfuegos GA. Modulatory effects of dietary lipids on immune system functions. *Immunol Cell Biol* 2000;78:31-39.

153. Uhlinger DJ, Burnham DN, Mullins RE, Kalmar JR, Cutler CW, Arnold RR, Lambeth JD, Merrill Jr AH. Functional differences in human PMNs isolated pre- and postprendially. *FEBSLett* 1991; 286:28.

154. Van Dyke TE, Hosozewicz HV, Cianciola LJ, Genco RJ. Neutrophil chemotaxis dysfunction in human periodontitis. *InfectImmun* 1980;27:124-132.

155. Cohen DW, Morris AL. Manifestações periodontais da neutropenia cíclica. *J Periodont Res* 1961;32:159-168.

156. Cutler CW, Wasfy MO, Ghaffar K, Hosni M, Bloyd DR. Impaired bactericidal activity of PMN from two brothers with necrotizing ulcerative gingivo-periodontitis. J Periodontol 1993;65:357-363.

157. Croft KD, Beilin LJ, Vandongen R, Rouse I, Masarei J. Leukocyte and platelet function and eicosanoid production in subjects with hypercholesterolaemia. *Atherosclerosis* 1990; 83:101-109.

158. Krause S, Pohl A, Pohl C, Liebrenz A, Ruhling K, Losche W. Increased generation of reactive oxygen species in mononuclear blood cells from hypercholesterolemic patients. *ThrombRes* 1993; 71:237-240.

159. Krause S, Brachmann P, Brandes C, Losche W, Hoffmann T, Gangler P. Aggregation behavior of blood granulocytes in patients with periodontal disease. *Arch Oral Biol* 1990; 35:75-77.

160. Ueno K. Histological studies on the Wistar rats fed cholesterol, sodium cholate and methylthiouracil, with special reference to the changes of the periodontal tissues. *Kokubyo Gakkai Zasshi* 1965;32:368-91.

161. Maglakelidze N, Galogre A, Tsagareli Z. Functionalmorphologic aspects of changes of mucosal gingival microcirculatory bed vessels in experimental gingivitis against the background ofhypercholesterolemia. *GeorgianMedNews* 2005; 4:71-74.

162. Pussinen PJ, Jauhiainen M, Vilkuna-Rautiainen T, Sundvall J, Vesanen M, Mattila K, Palosuo T, Alfthan G, Asikainen S. Severe periodontitis enhances macrophage activation via increased serum lipopolysaccharide. *Arterioscler Thromb Vasc Biol* 2004; 24:21742180.

163. D'aiuto F, Nibali L, Parkar M, Suvan J, Tonetti MS. Short-term effects of intensive periodontal therapy on serum inflammatory markers and cholesterol *J Dent Res* 2005; 84:269-273

164. Pussinen PJ, Jauhiainen M, Vilkuna-Rautiainen T, SundvallJ, Vesanen M, Mattila K, Palosuo T, Alfthan G, Asikainen S. Periodontitis decreases the antiatherogenic potency ofhigh density lipoprotein. *JLipidRes* 2004; 45:139-147.

165. Ahmed U, Tanwir F. Associação da Patogénese Periodontal e Doenças Cardiovasculares: *OralHealth Prev Dent 2015;13:21-27.*

166. Losche W, Marshai GJ, Apatzidou DA, Krause S, KocherT, Kinane DF. Fosfolipase A2 associada a lipoproteínas e lípidos plasmáticos em pacientes com doença periodontal destrutiva. *JClinPeriodontol* 2005; 32:640-644

167. D'aiuto F, Nibali L, Parkar M, Suvan J, Tonetti MS. Short-term effects of intensive periodontal therapy on serum inflammatory markers and cholesterol *J Dent Res* 2005; 84:269-273.

168. Noack B, Jachmann I, Roscher S, Sieber L, Kopprasch S, Luck, C, Hanefeld M, Hoffmann T. Metabolic diseases and their possible link to risk indicators of periodontitis. *JPeriodontol2000*; 71:898-903.

169. Carlos-Fabue L, Jimenez-Soriano Y, Sarrion-Perez MG. Gestão dentária de pacientes com distúrbios endócrinos. J Clin Exp Dent 2010;2:196-203.

170. Loe, H. The Gingival Index, the Plaque Index and the Retention Index Systems. *Journal of Periodontology*, Vol. 38, No. 6 (novembro-dezembro de 1967), pp. 610-6, ISSN 0022-3492.

171. Ainamo, J.; Bay, I. Problemas e propostas para o registo da gengivite e da placa bacteriana. *International Dental Journal*, Vol. 25, No. 4 (dezembro de 1975), pp.229-235, ISSN 1875595X.

172. Kweider M, Lowe GD, Murray GD: Doenças dentárias, fibrinogénio e contagem de glóbulos brancos: Links With Myocardial Infarction ?, *ScottMedJ1993*; 38(3):73-74.

173. Ebersole JL, Machen RL, Steffen MJ: Reactores de Fase Aguda Sistémicos, Proteína C-Reactiva e Haptoglobina, na Periodontite do Adulto. *Clin ExpImmunol* 1997; 107:347-352.

174. Loos BJ, Craandijk J, Hock FJ. Elevação de Marcadores Sistémicos Relacionados com Doenças Cardiovasculares no Sangue Periférico de Pacientes com Periodontite. *JPeriodontol* 2000; 71;1528-1534.

175. Noack B, Genco RJ, Trevisan M , Grossi S: As infecções periodontais contribuem para um nível elevado de proteína C reactiva sistémica. *JPeriodontol* 2001; 72:1221-1227.

176. Katz, Joseph; Flugelman, Moshe Y.; Goldberg, Avishai; Heft, Marc: Association Between Periodontal Pockets and Elevated Cholesterol and Low Density Lipoprotein Cholesterol Levels. *JPeriodontol* 2002 May; 73(5):494-500.

177. Feingold KR, Grunfeld C. O fator de necrose tumoral alfa estimula a lipogénese hepática no rato in vivo. *JClin Invest* 1987; 80:184-190.

178. Memon RA,Grunfield C, Moser AH: Tumour Necrosis Fator Mediates The Effects Of Endotoxin On Cholestrol And Triglyceride Metabolism In Mice. *Endocrinology* 1993 May; 132(5):2246-53.

179. Doxey DI, Dill RE, lacopino AM.: A diabetes previne o aumento do fator de crescimento derivado da placa gengival -B e da interleucina 1 beta num modelo de rato induzido pela periodontite. *J Periodontal* 1998; 69:113-119.

180. Munabu M, Masazumi H, Yuka K, Tatsuo Y. Relationship Between Triglycerides Levels And Periodontal Status (Relação entre os Níveis de Triglicéridos e o Estado Periodontal). *CommunityDentalHealth 2004; 21:32-36*

181. Sharma S, Lamsal M, Sharma SK, Niraula SR . Associação dos níveis séricos de colesterol LDL com a periodontite entre os pacientes que visitam um hospital de cuidados terciários. *J Nepal MedAssoc* 2011;51(183):104-8.

182. Sangwan A, Tewari S, Sharma RK: estado periodontal e hiperlipidemia: utilizadores de estatinas vs não utilizadores. *JournalofPeriodontology* 2012:1-8.

183. Zuza EP: Efeito do tratamento periodontal no perfil lipídico de pacientes obesos com periodontite crônica . *Ciências da Saúde-Odontologia 2012.'*

184. Valentaviciene G, Paipaliene P: A relação entre os lípidos séricos no sangue e as condições periodontais. *Stomatologia Baltic Dental And Maxillofacial Journal* 2005;8: 96-100.

185. Page RC: A Patobiologia da Doença Periodontal Pode Afetar a Doença Sistémica: Inversão de um Paradigma. *Am Periodontal* 1998;3:108.

186. Johnson GK, Slach NA: Impacto do consumo de tabaco no estado periodontal. *J Dent educ* 2001;65:313.

187. Morrison EC, Ramfjord SP, Hill RW; Efeitos a curto prazo do tratamento periodontal não cirúrgico inicial. *J Clin Periodontal.* 1980;7(3)199-211.

188. Baderstan A, Nilveus R, Egelberg J: Efeito da Terapia Periodontal Não Cirúrgica na Periodontite Moderadamente Avançada. *JClin Periodontal.* 1981;8(1):57-72.

189. D'Aiuto F, Parkar M, Andreou G, Suvan J, Brett PM, Ready D, Tonetti MS. Periodontitis and Systemic Inflammation: O controlo da infeção local está associado a uma redução dos marcadores inflamatórios séricos. *Journal of Dental Research* 2004;83(2)156-160.

190. S. Offenbacher, D. Lin, R. Strauss, et al. Effects of periodontal therapy during pregnancy on periodontal status, biologic parameters, and pregnancy outcomes: a pilot study. *JournalofPeriodontology*, vol. 77, no. 12, pp. 2011-2024, 2006

191. Duan JY, Ou-Yang XY, Zhou YX;Efeito da terapia periodontal inicial no nível sérico de lípidos em pacientes com periodontite e hiperlipidemia. *Beijing Da Xue Xue Bao.*2009 Feb 18;41(l):36-9.

192. Rao NS, Bajaj P, Naik SB. Efeito da terapia periodontal não cirúrgica nos níveis de lípidos séricos na periodontite crónica. *Arquivos de Ciências Orais e Investigação* 2011:1(2)60-64.

193. Radafshar G, Torab F, Mirfarhad N. Efeitos a curto prazo da terapia periodontal intensiva não cirúrgica e da doxiciclina em dose baixa nos níveis séricos de IL-6, TNF-? e perfil lipídico na periodontite avançada. *Jornal Africano de Investigação em Microbiologia* Vol. 6(2), Pp. 355-360, 16 de janeiro, 2012

194. Taleghani MF, Shamae M, Shamaei M. Associação entre a Periodontite Crónica e os Níveis de Lípidos no Soro. *ActaMedicalranica*, Vol. 48, No. 1 (2010)

195. Joshipura, K.J.; Wand, H.C.; Merchant, A.T.; Rimm, E.B. Periodontal Disease And Biomarkers Related To Cardiovascular Disease: *Journal Of Dental Research.*2004: 83(2);151-155.

196. Lopes-Virella MF. Interacções entre lipopolissacáridos bacterianos e lipoproteínas séricas e o seu possível papel na doença coronária. *Eur Heart J1993*;14:118- 124.

197. Joseph Katz. Association Between Periodontal Pockets And Elevated Cholesterol And Low Density Lipoprotein Cholesterol Levels (Associação entre bolsas periodontais e níveis elevados de colesterol e lipoproteína de baixa densidade). *Journal Of Periodontology* maio de 2002, Vol. 73(5): 494-500.

198. Klein I, Ojamaa K. Thyroid hormone and the cardiovascular system. *N Engl J Med.* 2001;344:501-509.

199. Dillmann WH. Cellular action of thyroid hormone on the heart (Ação celular da hormona tiroideia no coração). *Thyroid.* 2002;12:447-452.

200. Danzi S, Klein I. A hormona tiroideia e o sistema cardiovascular. *Minerva Endocrinologica.* 2004;29:139 -150.

201. Cecilia B, Rosario R, Antonio B, Stefano Z, Federica C, et al. (2014) Menopausa em mulheres infectadas pelo VIH: Uma abordagem abrangente para a saúde física e psicológica. *J Osteopor Phys* Act 2: 117.

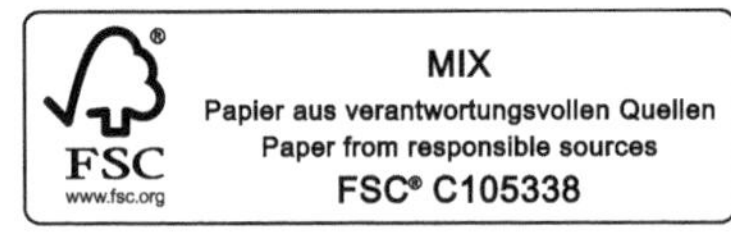

Printed by Books on Demand GmbH, Norderstedt / Germany